1. 시험과목 및 시험시간표

① 시험과목

시험과목 수	문제수	배점	총점	문제형식
8	295	1점/1문항	295점	객관식 5지선다형

② 시험시간표

교시	시험과목(문항수)	교시별 문항수	시험시간
1교시	1. 성인간호학(70) 2. 모성간호학(35)	105	09:00 ~ 10:35(95분)
2교시	1. 아동간호학(35) 2. 지역사회간호학(35) 3. 정신간호학(35)	105	11:05 ~ 12:40(95분)
점심시간 12:10~1:40			
3교시	1. 간호관리학(35) 2. 기본간호학(30) 3. 보건의학관계법규(20)	85	13:50 ~ 15:10(80분)

2. 합격 기준

간호사 국가고시는 총 295 문항으로 합격자 결정은 전 과목 총점의 60%이상, 각 과목 40% 이상 득점한 자, 즉 총295문항 중 177 문항 이상 득점시 국가고시 합격으로 인정한다.

* 응시자격미달, 결격사유에 해당이 확인된 경우, 합격자 발표 이후에도 합격을 취소한다.

3. 과락 및 평락 기준 확인

① 시험과목

과목	과목별 문항수	과락기준(미만)	평락기준
성인간호학	70문항	28개	총 정답문항 177개 미만일 경우 평락
모성간호학	각 35문항	각 14개	
아동간호학			
지역사회간호학			
정신간호학			
간호관리학			
기본간호학	30문항	12개	
보건의약관계법규	20문항	8개	

간호사 국가고시 총 문항수 295 문항 중 정답이 177 미만인 경우 "**평락**"이며, 8개 과목 중 한 과목이라도 40% 미만의 정답률이 있는 경우 "**과락**"입니다.

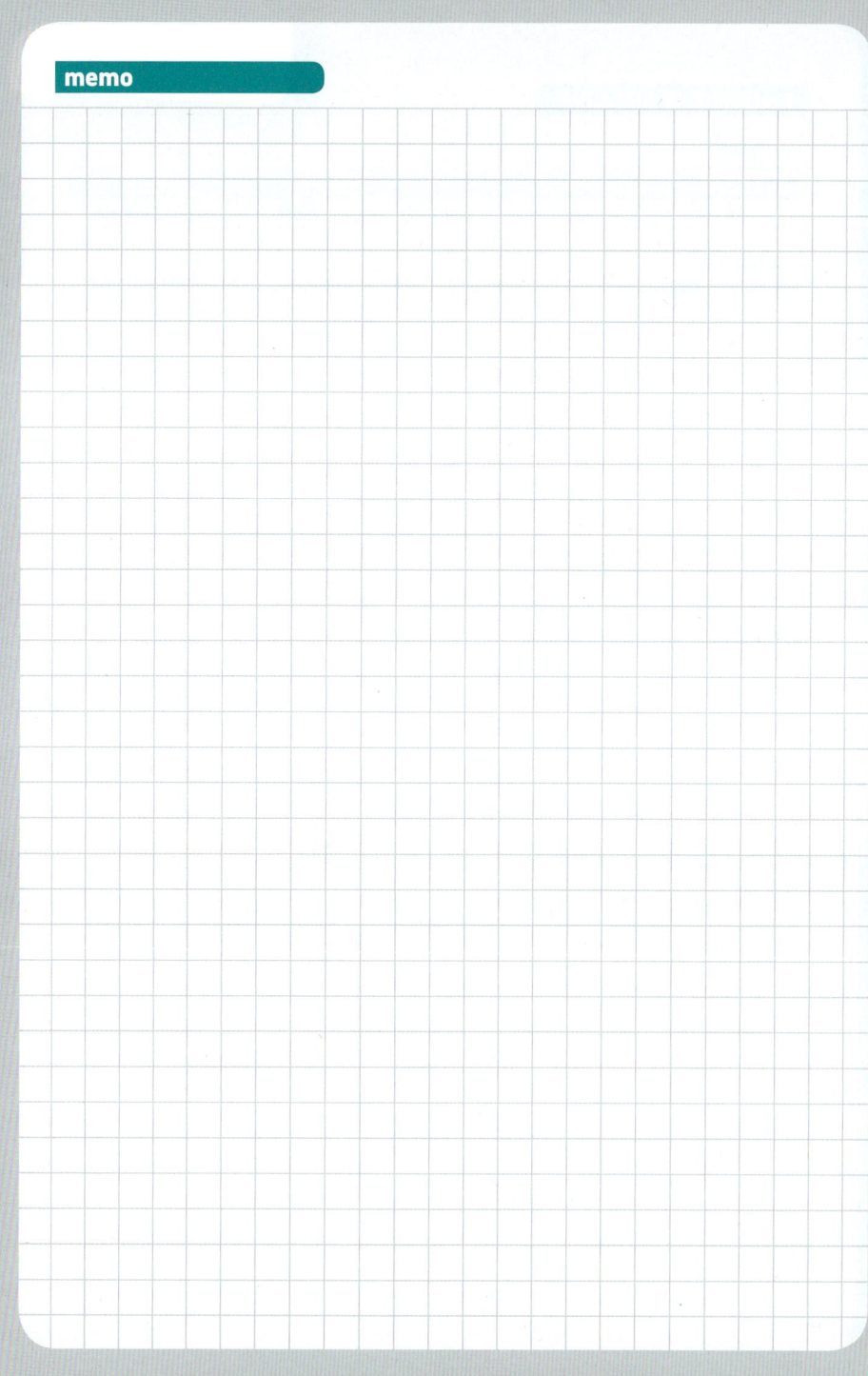

CHAPTER 1.

INTERNATIONAL MEDICAL RESOURCE NETWORK

성인간호학

알레르기반응 : 제1유형(아나필락시스성 / 즉시형 과민반응) - 출제빈도 ★★★★★

- IgE, 아나필락틱쇼크(급성중증과민증, 과민반응 중 가장 심각, 발현 시간 즉시)
- 소양증, 부종, 콧물, 호흡곤란, 청색증, 천명음, 아토피성, 음식/약물에 의해 발생
- 예방이 최우선, 건초열, 기관지 천식, 아토피 피부염, 알레르기 두드러기

대상포진 - 출제빈도 ★★★★★★★★

원인 및 위험요인	- varicella zoster virus 잠복기 수두의 재 활성화 - 수두: 면역이 형성되지 않은 숙주의 일차적 감염 - 대상포진: 면역된 숙주에게 일어나는 면역 반응 - 50세 이후, 면역기능 약화, 악성종양(백혈병, 림프종) 시 빈도 ↑
증상	- 신경절 따라 일측성 수포성 발진, 통증(등에 신경절 따라 수포 형성 부위) - 통증 양상: 타는 듯한, 찌르는 듯한, 예리함. 없을 수도 있음 - 염증 양상: 일측성, 흉수 신경, 경수 신경, 뇌 신경 따라 띠 모양 - 합병증: 전층 피부 괴사, 안면 마비, 눈 감염
치료 및 간호중재	- corticosteroid: 신경 통증 감소, 경과 기간 단축 - 항바이러스제: acyclovir (바이러스 확산 감소, 치유촉진) - 진통제, 항히스타민제 (소양감 완화) - 습포 제공: burrow 용액, 가피형성과 치유증진, 자극과 통증 완화 - 철저한 손 씻기 → 수포형성 시기에 전염 예방 - 조이는 옷 피하기 - 면역이 저하된 사람과 접촉하지 않게 함 - 약 10% 대상자가 포진 후 신경통 발병

수술 후기 간호(병동 간호) : 순환기계 - 출제빈도 ★★★★

- 합병증 확인: 부정맥, 고혈압, 저혈압, 쇼크, 혈전성정맥염, 출혈, 심근경색증
- 혈전 성정맥염 예방: 수술 후 다리 운동, 압박스타킹, 수분공급, 다리 상승, 조기 이상, 저용량의 헤파린투여
- 혈전성정맥염 발생 시: BR, 하지 마사지 금지, 온습포 적용, 항응고제 투여

심폐소생술 - 출제빈도 ★★★★★★★

구분	성인(8세 이상)	소아(8세)	영아(~2세)
심정지의 확인	무반응, 무호흡 혹은 심정지, 10초 이내 확인된 무맥박(의료인만 해당)		
순서	가슴 압박 → 기도유지 → 인공호흡		
속도	최저 100회/분~120회/분(100회 미만과 120회 이상이 안 되도록)		

가슴 압박 깊이	약 5cm (6cm 넘어가지 않게)	가슴 깊이 1/3 (4~5cm)	가슴 깊이의 1/3 (4 cm)
가슴 이완	가슴 압박 사이에 완전한 가슴 이완 유지		
가슴 압박 중단	압박중단은 최소화(부득이한 경우 10초 이내로)		
기도유지	머리 젖히고 턱 들기(head tilt chin lift)		
가슴 압박: 인공호흡 비율	전문기도 확보 이전	30:2(구조자 수 무관)	30:2(1인 구조자) 15:2(2인 구조자)
	전문기도 확보 이후	가슴 압박과 상관없이 6~8초마다 인공호흡 시행(6~8회/분)	
	일반인	가슴 압박 소생술 시행	

응급상황 관리 - 다발성 외상, 다발성 골절 ★★★★

- 기도 개방성 유지: 이물질 제거, 흡인, jaw-thrust maneuver
- 두경부 손상 위험성 예방: 고정이 제일중요(부목)
- 개방 상처 드레싱: 멸균된 천, 청결한 천으로 상처 부위 덮기
- 출혈 시 지혈: 옷 자르기, 압박 드레싱, 직접 압박, 지혈대 적용, 정맥주입 등

쇼크

저혈량성 쇼크	출제빈도 ★★★★★★★★★★ - 원인: 혈액, 체액의 손실 시(약 15~20% 소실), 절대 혈량 ↓(구토), 상대 혈량 ↓(패혈증) - 증상: 심박출량 감소, 혈압 하강, 맥박수 증가, 맥압 감소, 중심정맥압 감소 - 치료 및 간호: 출혈 부위 압박, 산소, 수액, 수혈, 다리 올림(Trendelenburg position), 오한 방지, 교감신경흥분제(혈압증가 유도)
심인성 쇼크	출제빈도 ★★★ 원인: 심박출량 감소, MI, 심장수축 부전, 심실세동/빈맥, 저혈압, 맥압 ↓ 등 치료 및 간호 - IV, 산소, 모르핀(심근경색), 인공심박동기 - 부정맥 치료, 심낭 천자(심낭 압전) - 약물: 혈관확장제, 강심제, 이뇨제, glucocorticoid, 혈전 용해제/항응고제 - 윤번 지혈대: 정맥 귀환 혈류를 차단하여 폐수종 및 심장 부담 완화
아나필락틱 쇼크 급성중증과민증	출제빈도 ★★★★ - 원인: 제1형의 즉시형 과민성 알레르기 반응, 항원(페니실린, 조영제, 아스피린, 음식 등) - 증상: BP ↓, 혈관 확장되어 두통, 빈맥, 저산소혈증, 천명음, 소양증, 안검부종, 의식수준 ↓ 등 - 치료 및 간호: 기도유지, 산소 투여, 약물(epinephrine, 항히스타민제, 기관지 확장제, corticosteroid)

엘리자베스 퀴블러 로스의 죽음에 대한 반응 5단계 - 출제빈도 ★★★★

단계	특징 및 중재
1단계: 부정	- 상황 부정(나한테 그럴 리가 없어), hospital shopping - 부정하고자 하는 욕구 존중, 경청
2단계: 분노	- 왜 하필이면 자신에게 이러한 일이 일어났는지에 대해 모든 대상에게 분노 표현 - 인내심을 갖고 환자의 분노 수용이 필요
3단계: 타협	- 죽음이 어쩔 수 없는 것임을 알게 되면 이를 연기시키려는 노력으로 타협 시도 - 직면, 현실을 볼 수 있도록 돕기
4단계: 우울	- 병이 악화하거나 몸이 현저하게 쇠약해질 때 우울해짐 - 위로하기보다는 감정표현 유도, 지지, 위로의 접촉
5단계: 수용	- 자신과 임박한 죽음 그리고 우주를 평화롭게 느끼게 됨 - 가족의 도움과 이해, 격려 필요 - 평온한 시간을 가질 수 있도록 방문객을 줄이고 가족과 함께 있도록 배려

위식도 역류질환 - 출제빈도 ★★★★★★★★

정의	위 내용물이 식도로 유입되어 식도 점막 손상하는 상태
원인 및 위험요인	- 위·식도 괄약근 부위 신경분포 변화, 위·식도 접합부 각의 위치 변화 - 하부식도괄약근의 무능력: 흡연, 음주, 고지방식이, 카페인, 초콜릿, 안정제, 항콜린제, theophyline, 에스트로겐, 프로게스테론, 오렌지 주스 등 - 복압증가: 비만, 체중증가, 임신, 복수, 기침 등
증상	- 가슴앓이(heart burn): 75%가 경험, 소화 불량, 역류(쓴맛, 신맛을 인두에서 느낌), 연하곤란, 등, 목, 턱의 방사통, 트림 - 불편감 완화: 서서히 걸을 때 - 불편감 증가: 식사, 무거운 물건 들 때, 복부 긴장되는 활동
진단검사	- 증상확인(가슴앓이, 위산 역류 등) - 24시간 식도 산도 검사(정상 pH: 6.5~7.0, 산역류 시 4.0 ↓) - 협심증과 감별진단(협심증 → NTG로 증상 호전)
치료	약물 치료 - 제산제: 위산 중화 → 통증 완화, 매 식전 1시간과 식후 2~3시간에 복용 - H_2 수용체 길항제: 위산분비 감소, zantac, pepsid 등 투여 - 콜린성 제제: 하부식도괄약근 압력 강화, 위산분비를 증진하게 시켜 제산제나 히스타민 수용체 길항제와 식전 복용 - 위장관운동 증진제: reglan(metoclopramide) - 금기: 항콜린성 제제, 칼슘 통로 차단제(하부식도괄약근 이완), theophyline(하부식도 괄약근 압력감소, 위 배출 속도 연장) 내시경적 치료: 미주신경 억제(Stretta 시술), 괄약근 조임(Enteryx 시술), 괄약근 근처 봉합 (Bess 시술) 외과적 치료: 위저부 추벽 성형술(식도의 원위부를 위의 기저부로 조여줌), 항역류 보철술(위식도 괄약근 부위에 angelchik silicone 보조물로 묶음)

간호 중재	- 조금씩 자주 먹기, 식사 시 적당한 수분 섭취, 저지방식 섭취, 천천히 충분히 씹기 - 제한 식이: 뜨겁거나 차고 양념이 강한 음식, 지방식, 술, 커피, 초콜릿, 감귤류 주스 - 빨대로 음료 섭취 금지, 탄산음료, 가스 발생 음식 제한 - 식후 1~2시간 동안 앉은 자세 유지, 절대 누워먹는 것 금지 - 최소한 수면 3시간 전에 식사, 물 섭취 금지 - 수면 시 최소한 13~20cm 정도 침상 머리 높임 - 금연, 꽉 조이는 옷 착용 금지 - 식후 힘주는 일, 무거운 물건 들기, 앞으로 굽히는 자세 피함

식도이완불능증 - 출제빈도 ★★★★

정의	하부식도괄약근이 이완하지 못하여 음식물이 내려가지 못함, 젊은 층, 남녀 비율 비슷
원인	식도 하부 신경 근육 손상: 위암의 식도 침윤, 림프종, 방사선치료, 약물, 독소에 의한 식도 손상 등 → 연하 시 반사적 이완 불능 → 기능적 폐색 야기
증상	- 연하곤란, 가슴앓이, 역류, 악취 - 식도경련, 흉골 하부 통증 - 역류로 인한 기도흡인, 기관지 합병증, 장기간 진행 시 영양결핍, 체중감소
진단검사	<u>바륨 연하검사, 식도 내압 측정(40mmHg 이상 상승, 정상 15mmHg)</u>
치료	- 항콜린성제, NTG, 칼슘차단제: 하부식도괄약근의 이완, 식도압력감소 - 비마약성/마약성 진통제: 통증 감소 - 공기풍선확장술, 식도근절개술
간호 중재	- 영양공급: 소량씩 자주 먹기, 따뜻한 유동식, 구강섭취 곤란 시 비위관, 위루술로 주입 - 식사 시 수분 섭취 권장: 하부식도괄약근 아래로 음식물 이동 촉진 - 금지: 뜨겁거나 찬 음식, 강한 양념, 술, 담배 금지, 꽉 끼는 옷 - 식사 자세: 등을 구부리는 등 연하가 잘되는 자세 - 수면 자세: 머리 높여 주어 역류방지 - 위 내용물 역류로 인한 자극 시 제산제 투여: 통증 완화 - 필요하면 위루관 삽입

식도암(esophageal cancer) - 출제빈도 ★★★

임상 양상	- 초기: 무증상 → 구토, 쉰 목소리, 만성기침, 철결핍성빈혈, 점진적인 연하곤란, 연하통, 역류 및 악취, 가슴앓이, 식욕저하 - 후기: 체중감소, 통증, 혈액 섞인 위 내용물 역류

위궤양 - 출제빈도 ★★★

통증	- <u>좌측 상복부 통증</u> - <u>음식에 의해 유발(식후 30분~1시간)</u> - <u>구토로 완화(제산제 효과 없음)</u>

내과적 치료	출제빈도 ★★★★★★★★ - <u>항생제 병용 투여(헬리코박터균 제거)</u>: metronidazole(flagyl), omeprazole (prilosec), clarithromycin (biaxin) - 산분비 억제제 - 히스타민수용체 길항제: cimetidine(tagamet), ranitidine(zantac) - Proton Pump Inhibitor: omeprazole(prilosec) - 항콜린제(부교감신경 차단제): 위 운동, 위액분비 감소, hydrocholoride(bental) - 투여: 취침 시 - 점막방어벽 보호: prostaglandin 합성증가(sucralfate, cytotec: 점액생성 ↑, 위산분비 ↓) - 제산제 투여(산중화): 식후 1시간, 3시간, 취침 시 복용, 알루미늄제(amphogel, 변비주의), 마그네슘 (Mag-Ox, 설사 주의), 마그네슘+알루미늄제(미란타) - 너무 차거나 뜨거운 음식, 술과 담배, 잦은 간식 피함 - 환경적 스트레스 감소와 규칙적 식사, 운동, 휴식 기간 등이 도움 - 아스피린, NSAIDs 복용 자제 (Hb ↓,혈변초래위험), 복용 시 식간에 제산제와 병행 13 - 우유: 즉각적인 통증 완화에 도움 되나 우유의 단백질, 칼슘이 산분비 자극으로 질병 악화 유발 - 섬유질: 잘 씹거나 익혀서 섭취 → 염증이 있는 점막 자극 - <u>토혈 시: 저혈압, 빈맥 보일 시 IV로 수액주입</u>

급속이동증후군(dumping syndrome) - 출제빈도 ★★★★★★★★★★★★★

간호 중재	- 식이조절: 소량씩 자주 섭취(6~8회) - 고단백, 고지방(혹은 중간 정도), 저탄수화 물, 수분이 적은 식사 - 식전 1시간, 식후 2시간 동안 수분 섭취 제한: 위가 빨리 비워지는 것 방지 - 금지: 너무 뜨겁거나 차가운 음식 혹은 음료 - recumbent, semi-recumbent 체위(기댄 자세)에서 식사 - 식후 눕기: 왼쪽으로 20~30분 정도(음식이 빨리 내려가는 것 예방) - 약물: 항콜린성 제제(위 배출 지연), 진정제, 항경련제

만성 염증성 장질환 - 출제빈도 ★★★★★★

분류	크론씨병(Crohn's disease, 국소적 회장염)	궤양성 대장염(ulcerative colitis)
대변양상	1일 5~6회 무른 변, <u>드물게 혈액 섞임</u>	1일 10~20회 물 같은 설사, <u>혈액 섞임</u>
임상 증상	- 간헐적 우측 하복부 통증(RLQ): 배변 시, 걸을 때, 앉아 있을 때 심해지고 배변 후, 가스 배출 후 완화 - 지방 설사, 체중감소 - 전해질 불균형, 영양장애, 지방변, 식욕부진, 빈혈, 피로	- 왼쪽 하복부 산통(LLQ) 반동성 - 발열, 탈수, 체중감소 - 직장 출혈, 이급후증 - 백혈구 증가, 저포타슘혈증, 저알부민혈증 - 설사로 인한 대사성 산증

장루간호 - 출제빈도 ★★★★★★★★★★

장루(ostomy)	장 내용물이 장에서 복부의 피부에 있는 누공을 통해 밖으로 나갈 수 있도록 길을 내줌

장루 관찰	습기를 띠고 붉고 약간 올라와 있고 주위는 깨끗함, 지름 2~5cm, 높이 0.5~5cm
피부 간호	장루 주변 피부는 비누와 물로 씻고 두드려 건조, 주머니 부착 전 장루 주위 피부에 피부보호제 적용
주머니 비우기	1/3~1/2 정도 채워졌을 때
주머니 교환	변 배출량이 적을 때(식전, 취침 전, 기상 후), 장을 비운 후 교환, 4~5일마다, 샐 때마다 비우기, 주머니 크기는 장루보다 0.2~0.3cm 더 크게 오림
장세척	- 목적: 형성된 변 제거, 규칙적인 배변 습관 형성 - 수술 전 배변하던 시간대/매일 또는 격일로(설사 시 금지), 1시간 정도 욕실에서 시행 - 주입 시 경련 있으면 멈추고 심호흡, 복부마사지 후 천천히 주입(500~1,000ml, 체온 정도 미온수 사용)
냄새, 가스 조절관리	※ 음식은 개인차가 있으므로 섭취를 중단하지 않음 - 냄새유발 식품 제한: 달걀, 치즈, 생선, 마늘, 양파, 콩, 비타민류 등 - 가스유발 식품 제한: 양파, 양배추, 탄산음료, 무, 맥주, 콩 등 - 설사 유발: 알코올, 양배추, 시금치, 완두콩, 생과일 등 - 공기를 삼키는 행위: 흡연, 빨대 사용, 껌 씹기, 말하면서 식사 금지 - 악취 방지처리 주머니, 탈취제 사용하여 냄새 조절 - 충분한 수분 섭취 2~3L/일, 특히 회장루 환자는 탈수, 전해질 불균형 우려, 수분 제한 X - 고단백, 고탄수화 물, 고칼로리, 저잔유식이 제공, 균형 잡힌 식이 제공 - 장운동 증진 음식 제한(고지방 X, 고섬유식이 X)

바이러스 간염(viral hepatitis) - 출제빈도 ★★★★★★★★★★

분류	형태
A형간염	- 원인: RNA 바이러스, 감염된 대변, 오염된 음식물 섭취(oro-anal), 잠복기 30일 - 검사: 항체(anti-HAV) 진단 - 감염경로: 위생 나쁜 곳, 가을과 초겨울에 흔함, 오염된 음식이나 대변 - 예방법: 개인위생 철저, 노출 후 1~2주 내 면역 글로불린, 노출 전 간염바이러스 백신 주사 - 예후: 사망률 낮음, 드물게 간부전 초래
B형간염	- 원인: DNA 바이러스, 오염된 혈액과 혈청, 타액, 모유 수유, 성접촉, 손상된 점막과 피부, 잠복기 (6주~6개월) - 검사: B형간염 - 혈액 중 B형간염 항원(HBsAg, HBeAg)이나 HBV 있는 경우 - 항원검사 양성+무증상=보균자 - HBsAg(+): 전에 B형간염 걸렸거나 회복단계, 만성간염 상태 - HBsAg(-), HBsAb(+): 저항력(+), 예방주사로 면역 형성됨 - HBsAg(-), HBsAb(-): 예방접종 필요 - HBeAg(+): 전염력 강함, HBeAb(+): 전염력 없음 - HBcAb IgM(+): 급성 간염 　※ e: 안쪽, s: 표면 - 위험군: 약물 중독자, 혈액제품 사용자, 수혈자, 동성연애자

- 15%가 만성간염, 간경화나 간암의 주요 원인
- 예방법: 필요시만 수혈(가능한 자가 수혈), 일회용 바늘과 주사기 사용, 개인용품 공동 사용 금지, 체액, 혈액 취급 시 가운과 장갑 착용, 철저한 손 씻기, 성행위 시 콘돔 사용, HBsAg 양성인 사람과 성 파트너인 경우 면역글로부린 투여, 예방접종

문맥성 간성 뇌병증 (간성혼수) 관리 - 출제빈도 ★★★★★★★★

간이 암모니아(독성)를 요소(무 독성)로 전환하지 못하여 암모니아가 축적되어 나타나는 신경계 대사장애 → 의식저하, 인격 변화, 경직, 과다굴곡, 자세 고정불능(asterixis), 퍼덕이기 진전(flapping tremor) 등 유발
- 저단백, 단순탄수화 물식이 제공, 동물성보다 식물성 단백질 제공, 저염식, 저지방식 제공
- 출혈 예방: 간경화로 위장 출혈(식도정맥류 출혈) 시 장내 세균이 혈액을 대사하여 암모니아 증가

- Lactulose: 구강, 관장 통해 장내 산도를 7에서 5로 감소, 설사 유발(전해질 불균형 주의), 암모니아 체외 배출유도(암모니아가 요소로 전환됨)
- 신체손상 예방: 침상난간 설치, 정신상태 수시로 평가, 부동으로 인한 합병증 예방, 수분 전해질 교정
- 정신상태 수시로 평가하여 지남력 상실 여부 평가
- neomycin 경구 투여 → 대장내상주균 파괴로 단백질 분해 감소 → 암모니아 생성 억제
- metronidazole(광범위 항생제) 투여로 암모니아 생성감소

T-tube 환자 간호 - 출제빈도 ★★★★★

처음에는 혈액 섞인 배액 → 이후 녹색
배액량: 첫날 300~500ml → 3, 4일 후 200ml(1일 1L 이상 시 보고)
적은 배액: 담관 폐색, 복강 내 누출 가능성 → 복막염 유발, 복부 통증 시 즉시 보고
과다 배액 시 수분 전해질 불균형 초래
냄새, 농: 감염 의미 - 배액으로 젖으면 자주 교환, 비누와 물로 피부의 담즙 제거
배액관은 담낭보다 아래에 위치, 개방성 유지
수술 후 7~8일경 담관조영술 후 폐쇄 없을 때 제거
T-tube 제거
- 수술 후 7~8일경 대변 색이 회색(회색변, 황달 시 총빌리루빈 증가)에서 갈색으로 돌아오는지 관찰(담즙이 정상적으로 십이지장으로 흘러 지방 음식, 지용성 비타민 소화 돕는 것을 의미함)
- 담관조영술 후 총담관 개방성 확인한 후 제거
- 제거 시기는 X-선 검사상 담석이 발견되지 않을 때, 주입염료 흐름이 원활할 때, T-tube를 잠근 후 5~7일 동안 특이 증상이 나타나지 않으면 제거
저지방 식이 균형 잡힌 영양식
퇴원 시 식사 전후 1~2시간 동안 T-tube 막아두도록 교육
무거운 물건 들지 않기
수술 후 7~10일 대변이 갈색으로 돌아오는지 확인
의사의 지시 없이 잠그거나 흡인, 세척금지(담즙역류 및 봉합선 파열 위험성)

전해질 불균형(칼륨) - 출제빈도 ★★★★★

칼륨결핍 (저칼륨혈증)	- 원인: K+ 과다 소실(이뇨제), 부적절한 K+ 섭취, 구토/흡인/설사/발한/완화제/투석, ECF → ICF K+ 이동 - 증상: BP ↓, 약한 맥박/심음, 호흡, 신경근육계 증상(근허약, 마비, 기면, 혼돈 혼수 등), 심맥관계의 변화(심방조기수축 or 심실조기수축), 심전도 변화(약상승 P, 긴 PR, 편평하강 T, U파), 위장관계 증상(오심, 구토, 변비, 장운동 감소 등), 호흡기계 변화(얕은 호흡, 무호흡 등) 사망 가능성 ↑ - 간호: 칼륨 보충, 고칼륨 음식 섭취(구강섭취 안전 시 바나나, 토마토, 포도, 오렌지 주스, 육류, 복숭아 등), 칼륨 IV(20mEql/mL/hr, 심장 관찰), 5~10% 포도당에 희석 IV 주입(단독투여 X)
칼륨과다 (고칼륨혈증)	- 원인: K+ 섭취 ↑, K+ 배설 ↓, ICF → ECF K+ 이동, 디지털리스, 질병(부신, 신부전, 화상) - 증상: 오심, 설사, 산통, 허약, 지각이상, 근골격계 약화, 심장의 변화(부정맥, 심실세동, 심정지, 사망 가능성 ↑), 심전도 변화(편평 T, 긴 PR, 뾰족 T, 감소 QT, 넓은 폭 QRS), 이상감각 - 간호: 침상안정, 금식, 인슐린(칼륨 ICF 이동)과 당 주입(RI 10u+10% 포도당 50mL, 이뇨제, 칼륨보유이뇨제 중단(스피로놀락톤 spironolactone) 고칼륨 음식 제한, 중탄산소다(bivon) IV으로 천천히 주입, Kayexalate 구강/ 직장 투여

요로감염(urinary tract infection, UTI) - 출제빈도 ★★★★★★★★

분류	신우신염	방광염
원인	E-coli균 - 요도, 방광 통한 역행성 감염 - 방광염, 임신, 폐쇄, 외상 - 패혈증, 당뇨병, 다낭포성 신질환, 고혈압성 신질환	- 세균, 바이러스, 진균, 기생충 - 외부에서 요도를 따라 방광 침입 - 요로기구삽입, 병원체
증상	- 급성: Flank Pain, 오한, 발열(39~40℃), 요통, 오심, 구토, 늑골척추각의 통증, 백혈구 증가, 세균뇨, 농뇨, 빈뇨 - 만성: 고혈압, 세균뇨, BUN 증가	- 빈뇨, 긴박뇨, 배뇨 곤란 - 배뇨 시작 시 어려움, 배뇨지연 - 요통, 치골상부 통증이나 충만감 - 요실금, 요정체 - 뿌옇고 악취 나는 소변 - 드문 증상: 열, Flank Pain
치료 및 간호 중재	- 광범위 항생제 사용: 배양검사 후 원인균에 맞게 사용 - 방광 자극하는 음식(커피, 알코올, 토마토 등) 피하기, 소변 산성화시키는 크랜베리주스, 비타민 C 섭취 - 수분 3~4L/일 섭취 - 여성이면 회음부 앞 → 뒤로 세척, 통목욕보다는 샤워 - 헐렁한 면내의 착용 - 성관계 전후 방광 비우기, 요의 느끼면 바로 배뇨시행, 요의 없으면 규칙적으로 배뇨 - 최소한의 기간으로 유치도뇨관 적용(요로감염 최소화)	

사구체 신염(glomerulonephritis) - 출제빈도 ★★★★★★★★

분류	급성사구체신염	만성사구체신염
원인 및 병태생리	- 학령기 아동이나 20세 이하에 흔히 발생, 편도염, 인후염, 피부감염 후 발생 - 용혈성 연쇄상구균 감염 → 항체 형성 → 항체와 세균의 일부 결합하여 항원, 항체 복합체 형성 → 사구체에서 침전 → 염증반응 → 사구체 기저막의 기공 커져서 단백질 여과 → 단백뇨, 혈뇨	- 급성사구체신염 후 발생 - 가벼운 항원-항체 반응이 만성화되어 발생, 서서히 신부전으로 이행 - 사구체가 서서히 파괴, 신장기능 점차 소실
증상	- 혈뇨, 단백뇨, 고혈압, 부종(얼굴, 눈 주변), 핍뇨 - 얼굴색: 녹슨 쇳빛 - 복부 통증, 옆구리 통증	- 체중감소, 쇠약, 초조, 야뇨증, 두통, 현기증, 위장장애, 부종 - 피부: 황색, 회색 침착 - 혈압상승: 망막출혈, 유두부종 후기: 혈뇨, 단백뇨, 핍뇨, 경정맥울혈, 심장비대, 요독증, 혼돈
진단검사	- 소변검사: 적혈구, 단백질 배출 - 사구체 여과 율: 감소, 혈액검사: ASO titer 증가 - 신생검: 면역글로불린 여부 확인, 세포증식 종류 진단	사구체 여과율 저하, 혈청크레아티닌 상승, BUN 상승, 칼륨(포타슘)/인 상승, 칼슘 저하
치료	- 이뇨제: 수분 정체 시 투여 - 항고혈압제 투여 - 항생제: 페니실린계, 세파계 사용 - 면역억제제: 항원-항체 반응 억제	- 포타슘보존 이뇨제(알닥톤), loop 이뇨제(라식스) 투여 - 항고혈압제제, 면역억제제 투여 - ACTH, NSAIDs 투여: 백혈구 침윤 방지 - 항혈소판제제, 항응고제, 섬유소용해제 투여 - 급성 사구체 신염과 동일
간호중재	- 수분 섭취 배설량, 체중 매일 측정 - 감염 예방(상부호흡기계감염) - 저단백식이, 저나트륨 식이, 수분 제한 식이, 고탄수화물 식이, 적절한 열량 제공 - 안정 취하기 - 예방: 호흡기, 피부질환 조기 치료 중요	

급성신부전 - 출제빈도 ★★★★★★★★

증상	가장 흔한 증상: 핍뇨 또는 다뇨 수분 전해질 불균형 - 수액 과잉 또는 고갈, K+ 상승, Mg^{2+} 상승, Na+ 저하, Ca^{2+} 저하, 중탄산염 저하, 산증 - 심전도의 변화 산-염기 불균형: 대사성 산독증 → 세뇨관에서 수소이온의 배설과 중탄산염의 생성감소 대사성 노폐물 축적: 요독증 → 혼돈, 경련, 혼수, 고정자세 불능증, 오심, 구토, 위장관 출혈, 심낭염, 심낭마찰음

치료 및 간호 중재	신전성, 신후성 원인교정
	약물요법: 이뇨제, 도파민(신관류 강화, 혈압상승유도), 칼슘 통로 차단제
	영양상태유지
	 - 수분 제한, 저염, 저칼륨 식이
	 - 고칼로리, 저단백, 고탄수화물 식이: 탄수화 물에서 열량을 얻어야 단백질 분해로 인한 BUN/Cr.의 생성감소
	수분 전해질, 산-염기 균형 유지
	 - 고칼륨혈증 교정
	  ㄱ. 칼륨 많은 음식이나 약 물 피하기(오렌지, 바나나, 복숭아, 토마토, 살구, 견과류, 생채소, 당근)
	  ㄴ. 응급 시 50% DW + RI 투여(인슐린은 K+을 세포내로 이동)
	  ㄷ. Kayexalate, sorbitol: 구강, 직장 투여로 K+ 낮춤(T파 변화 관찰)
	  ㄹ. 대사성 산증 교정: $NaHCO_3$ 투여 → 심정지 예방
	  ㅁ. 심전도 모니터링
	 - 섭취량/배설량, 체중, V/S, CVP 측정
	 - 피부와 점막의 상태 관찰
	 - 체액보충 시 과도하지 않도록 주의(전날 소변량 + 400~800ml 보충)
	 - 말초부종: 사지 상승, 압박, 조이는 옷 피하기, 깨끗하고 건조한 피부 관리
	 - 저나트륨혈증 교정: 실제 부족보다는 희석된 결과로 적절한 수분 조절 필요
	 - 마그네슘 제한: 신장 통해 배설 → 축적 가능 (진한 녹색 채소 , 마그네슘 포함된 제산제 제한)
	피부 손상 예방: 잦은 체위변경, ROM 운동, 특수 매트리스 제공
	감염관리: 이차적 감염이 중요 사망원인, 주의 깊은 관찰과 요도 카테터 삽입 제한
	빈혈 관리(수혈, erythropoietin 투여)
	출혈관리: 제산제로 위장관 출혈 예방 혹은 비타민 K 투여
	심낭염 치료(스테로이드, NSAIDs), 경련 관리(정맥 내 phenytoin, phenobarbital 투여)
	신기능 대체요법
	 - 투석: 혈액/복막 투석
	 - 지속적 신기능 대체요법(CRRT)
	피부 관리
	 - 소양감 원인 해결, 적절한 목욕과 피부윤활제 사용
	 - 약물: corticosteroids, 항히스타민제, 정온제, 진정제, 피부윤활제
	 - 시원한 환경, 기분전환, 냉 적용
	 - 손톱은 짧고 둥글고 청결하게, 밤에는 벙어리장갑이나 부목 대어 긁는 것 방지, 치료적 목적으로 증상 경감
	 - 수분이 남아있는 피부에 보습제나 스테로이드 연고 바르면 효과가 증진
	 - 금주, 커피 제한, 피부 건조 예방
	 - 꼭 끼지 않는 면제품 의류, 옷은 두껍게 입지 않도록 하고 화학섬유, 모직물은 피하기

복막투석

합병증	간호 중재
출제빈도 ★★★★★ - 복막염(혼탁, 불투명) - 복압 상승으로 인한 탈장 - 복통: 낮은 투석액 온도, 빠른 주입속도 - 하부 요통, 저혈압, 저알부민혈증 - 호흡곤란(투석액에 의한 횡격막 압박)	출제빈도 ★★★ - 충분한 양의 단백질 섭취, 지방 제한 - 투석 중 항응고제의 영향과 혈액 응고 상태 관찰 - 투석 전, 중, 후 주의 깊게 관찰 - 투석 시 감염 예방(손 씻기, 공기 환기) - 기침, 심호흡, 반좌위(횡격막 압박으로 호흡 방해) - 통목욕 금지, 체중, 활력징후 매일 측정 - 복막 감염 의심 시 균배양 검사 시행

방광세척 - 출제빈도 ★★★★

- 생리식염수(수독증, 전해질 결핍으로 물 사용 금지)를 사용한 무균 세척, 유치도뇨관 개방상태 유지
- 수술 후 2~3일간 지속
- 섭취량과 배설량을 확인
- 튜브의 위치와 세척액의 색 관찰
- 출혈 관찰
- 보통 세척 용액 60~100cc로 간헐적 세척

유방절제술 후 간호 중재 - 출제빈도 ★★★★★★★★★★★★

출혈 부위와 활력징후 사정
수술 후 압박 드레싱은 초기에 사용: 수술 부위 유합 촉진 및 팔의 부종 예방
절개 부위 얼음주머니 제공: 부종 경감
진통제 투여: 체위변경, 신체 활동 전 진통제 투여로 안위 도모와 스트레스 완화
<u>감염, 림프부종 위험성 관리</u>
- <u>수술받은 팔은 24시간 부동</u>: 절개선 긴장 완화
- <u>팔운동 격려, 팔꿈치는 심장보다 높게 베개를 대주고, 손은 팔꿈치보다 높게 둠</u>
- <u>탄력붕대나 장갑 착용, 팔 마사지</u>
- <u>손상주의</u>: 화상, 찰과상, 절상 등에 의한 감염 가능
<u>주의사항 교육</u>
- 수술한 쪽 팔에서는 혈압측정, 주사, 채혈(순환장애, 감염 유발 가능) 피할 것
- 수술한 쪽 팔에 꽉 끼는 의복, 손목시계, 보석 착용 피할 것
- 무거운 물건 드는 일, 힘이 가해지는 활동을 하지 말 것
- 설거지 시 고무장갑 착용
- 손톱 정리 시 가위 사용금지
- 태양광선 피하고 햇빛 차단제 바르기
- 피부 부착용 제모제 사용은 피할 것

재활운동: 관절가동범위(ROM) 회복
- 수술 후 24시간 이내에 침상에서부터 손, 팔목, 팔꿈치 운동 시작
- 운동은 규칙적이고 점진적으로 실시(하루 3번)
- 정상적 움직임 결여 시 초래되는 '어깨가 굳는 현상(frozen shoulder)' 예방
- 주먹을 쥐고 펴는 운동, 공을 압축하는 운동, 추 흔들기, 손가락으로 벽 기어오르기, 줄 돌리기, 유리창 닦기, 팔꿈치의 굴곡, 신전운동
- 자가 간호 격려(식사, 머리 빗기, 세수하기, 지퍼 올리기, 브래지어 잠그기)
  액와 림프절 절제 후 팔에 대한 보호: 화상, 곤충 물리기, 긁히기, 절상, 심한 세척제사용, 화학약품, 외상 등으로부터 보호, 발적, 부종, 열감 시 내원

상처치유 후 피부간호
- 코코아 버터로 마사지: 흉터를 부드럽게 하고 구축 방지
- 수술 부위에서 팔꿈치, 팔 안쪽 따라 무감각은 1년 이내 호전

정서적 지지: 신체변화, 성적 문제와 성생활의 회복에 대한 두려움 표현하고 대화 돕기

추후관리: 3개월마다(2년간), 6개월마다(3년간), 그 후 매년 마다 유방검진, 1년마다 mam-mography, bone scan, 임상검사, 매달 유방자가검진 시행

골다공증 - 출제빈도 ★★★★

치료 및 간호 중재	
	약물치료: 에스트로겐, 칼슘보충제, 비타민 D, calcitonin, 남성호르몬, estrogen 수용체 조절제(evista) 등
	식이 요법
	- <u>칼슘, 비타민 D, 저염식이, 금주</u>: 고염식이 시 소변으로 칼슘 배설 ↑
	- <u>카페인 제한, 과량의 인 섭취 제한</u>: 인 과량 시 부갑상선호르몬 작용으로 악화
	- 초콜릿, 콜라, 옥수수 제한
	- 단백질: 적당량 섭취(과량 섭취는 산증으로 인해 칼슘 소비를 증가시킴)
	낙상 예방: 필요하면 패드형 둔부보호대 착용, 안전한 환경 제공
	통증 관리: 골다공증에 의한 골절환자에게 진통제, 근이완제, NSAIDs 투여
	운동
	- 규칙적 운동, 근력 강화 운동 + 체중 부하 운동: 30분씩 주 3회 이상
	- 복식호흡, 흉부 신장 운동, 등척성 운동, 저항성 운동, ROM 시행
	- 승마, 볼링, 오래 매달리기, 물구나무서기 등 척추 억압 운동 금지
	- 바른 자세 유지, 단단한 매트리스 사용
	자세교정기구: 급성 통증 기간에 척추 지지 위해 배측 요추교정기 사용
	예방 간호: 일찍부터 시작할수록 효과적
	- 폐경기 전 칼슘 섭취 권장(1,000~1,200mg/일 이상): 우유, 유제품, 푸른 잎 채소
	- 골밀도 증가할 수 있는 체중 부하 운동 권장: 빠르게 걷기, 낮은 강도의 에어로빅
	- 수영, 수중운동 → 골밀도 효과 X
	- 칼슘흡수를 방해하는 음료 제한 → 카페인, 사이다 등

석고붕대(cast) 환자 간호 중재 - 출제빈도 ★★★★★

석고붕대 건조
- 베개 위에 올려놓고 건조(24~72시간 소요)
- 환기가 잘 되는 곳에 노출(덮지 않음)
- 히터나 드라이기 사용 금지(화상 우려)
- 2~3시간마다 체위변경

신경혈관계 손상 예방
- 사정: S/M/C, 모세혈관 충만 검사(blanching test)
- 꽉 조이는 석고붕대는 자르거나 반원통으로 자름
- 손, 발가락 운동으로 순환 자극

부종: 얼음주머니 적용, 골절 부위 심장보다 높게 상승

피부 간호
- 석고붕대 가장자리 피부 매일 씻고 건조, 석고붕대 아래 피부에 물건이 들어가지 않도록
- 소양감이 나타나는 반대 부위에 얼음 적용(땀띠분, 녹말가루 금지, 옷걸이 연필로 긁지 않음)

감염 사정: 열감, 얼룩, 압박점, 냄새, 배액 여부
합병증 관리: 구획 증후군, 석고붕대 증후군, 족하수(footdrop), (비골신경 압박)

전고관절 대치술(total hip relpacement, THR, 인공관절치환술) 후 간호 중재
- 출제빈도 ★★★★★★★★★★

체위	- 고관절 굴곡, 내전, 내회전 금지 → 고관절 탈구 예방 - 외전 부목, 베개를 다리 사이에 적용해서 내전 금지 - 낮은 의자에 앉거나 다리 꼬고 앉지 않게 함, 팔걸이의자 사용 - 수술 부위 측위 금지, 90도 이상 고관절 굴곡 금지 - 발등이 밖을 향하게 유지해서 내회전 금지 - 변기 높이 올려서 사용 - 근육이완제 투여
활동	- 체중 부하 제한 한도 내에서 활동 격려, 수술 후 첫날부터 조기 이상하여 운동 시작 - 침상운동부터 시작, ROM, 경사 침대, 평행봉, 등척성 운동, 대퇴사두근, 둔근 힘주기 운동 - 2~3주 후 워커, 목발 걷기 가능, 3개월 후 워커, 목발 없이 걷기 가능

골관절염(osteoarthritis, OA)과 류마티스 관절염(rheumatoid arthritis, RA)
- 출제빈도 ★★★★★★★★★★★★★★★★★

분류	골관절염(퇴행성 관절염)	류마티스 관절염
임상 증상	- 비대칭적 - 국소적 통증: 휴식 시 완화, 추위, 습기, 활동 시 악화 - 강직, 관절운동 제한, 관절 비대 - 원위 손가락 관절낭의 변성으로 Heberden 결절 형성 - 근위 손가락 관절 골증식: bouchard's(부차드) 결절	- 대칭적 - 아침 강직, 손발의 변형(swan neck 기형) - 초기: 관절염증, 발열, 체중감소, 피로, 부종, 감각 이상 - 후기: 관절기형, 심한 통증, 골다공증, 피로, 빈혈, 체중감소, 피하결절, 심낭염 등 - 피부 아래에 콩만한 크기의 lump, nodule 발생 - 백조목 기형

치료 및 간호 중재	- 관절강 내 스테로이드, 히알루론산 주사 - acetaminophen, NSAIDs - 물리치료: 온열, 초음파, TENS, 마사지, 냉 요법은 급성염증시에만 사용 - 부목, 보조기, 견인요법 - 규칙적인 운동과 체중감소:유산소 or 수중운동, 관절 주변 근육의 저항운동(통증 감소, 기능 호전 효과) 쭈 그리고 앉지 말 것, 손목 비트는 행위 하지 말 것 - 수술: 인공관절 대치술, 무릎관절 성형술 등	- 아스피린, NSAIDs, 스테로이드(염증제거), 면역 억제제, 질환 조정제(gold salts 등)투여, 메토트렉세이트(백혈구, 엽산 부족으로 구토, 소화불량 관찰) - 물리요법: 열, 냉, 마사지, 운동 - 작업치료, 부목 - ROM, 등척성 운동(근육 강화): 진통제 복용 후 시행하며 통증 심하면 중단 - 조조강직 시 더운물 목욕 - 관절보호를 위해 큰 근육사용 - 수술: 활막제거술, 관절이식 급성기: 관절의 휴식, ABR

통풍의 치료 및 간호 중재 - 출제빈도 ★★★★★

약물요법	- 콜히친(colchicine), NSAIDs: 통증 및 염증 완화(콜히친 부작용: 설사) - 요산배설제(probenecid), 요산생성억제제(allopurinol) - 아스피린 복용 금지: 약의 효과 방해(요산 축적)
식이요법	고퓨린식이 제한, 알코올(요산 배설감소, 퓨린합성자 극, 요산합성증가) 금지 - 고 퓨린식이(붉은 고기, 내장, 육즙, 정어리)제한, 알코올 제한, 알칼리성 식품섭취, 중 퓨린식이(쇠고기, 생선, 새우, 게, 조개류, 콩류, 시금치, 아스파라거스, 버섯, 감), 저 퓨린식이(채소, 곡류, 과일, 우유, 치즈, 달걀, 호두 등) - 알칼리성 식품 섭취: 요산이 소변에 잘 녹아 요산 배출 효과 - 과잉 체중 되지 않도록 조절: 저칼로리식이, 탄수화물 제한하고 단백질 다소 늘이기 - 신결석 예방을 위해 수분 1일 3L 이상 섭취

좌심실부전(폐울혈 → 호흡기계 조절기전 장애) - 출제빈도 ★★★★★

호흡곤란	좌심부전 초기증상 체액 축적으로 인한 가스교환 장애로 기침 발생 기좌호흡(orthopnea) - 발작성 야간 호흡곤란 - 체인 스톡 호흡(무호흡-과호흡이 번갈아 발생)
기침	체액 축적 → 폐, 기관지의 자극으로 인해 발생 - 많은 양의 거품 섞인 객담 수반(객담에 혈액 섞여 있기도 함) - 청진 시 악설음(crackle sound)
뇌 저산소증	뇌혈류 감소 경정맥 팽창 - 신장의 변화: 신장 혈류감소

울혈성 심부전 간호 중재 - 출제빈도 ★★★★

가스교환 증진, 심박출량 증진, 활동 증진, 체액균형 유지(부종 경감), 불안 완화, 조직 관류 증진, 교육 등을 위한 간호활동 시행

안정 및 체위	- 안정: 가장 기본적인 치료 - 정신적, 신체적 안정: 신체활동에 필요한 조직의 산소요구도 감소 → 심장 부담 감소 - 호흡곤란 시 → 반좌위, 좌위 - 기좌호흡 시 → 다리를 침상 아래로, 몸은 침상에 기대게 하는 자세 - 방문객 제한, 실내 환경 정돈, 충분한 휴식 - 체위변경, 심호흡, 기침
산소공급	- 적절한 산소공급 → 폐 수축력 향상 - 40~60%의 산소 2~6L/m, 산소 포화도 90% 이상 유지, SpO₂ 측정 - 혈중 산소분압이 60mmHg 안 될 시 기관내 삽관, 기계호흡 제공

관상동맥질환(coronary artery disease, CAD, 허혈성 심질환) - 출제빈도 ★★★★★★★★

분류	협심증(angina)	심근경색증(myocardiac infarction, MI)
진단	- 심전도: T파 편평(불안정형),역전 - ST 분절 상승, T파역전(이형성 협심증)	심전도 - 초기=심근허혈: T파 역전 - 급성기=심근손상: ST분절 하강(심내막하 허혈 시), ST분절 상승(심장근육 전체 허혈 시) - 후기=심근괴사: 비정상적으로 깊은 Q파 혈액검사 - CK,CK-MB: 심근경색 후 4~6시간 후 상승, 12~18시간: 최고치, 2~3일 후 정상화 - LDH: 늦게 상승, 경색 초기 시 크게 유용하지 않음 - Troponin I/T: 정상인에게는 측정 안 됨, MI시 20배 이상 상승, 흉통 소실된 환자에게 유용, 심근에 대해 특이도 높음 - myoglobin: MI 후 증가되는 첫 혈청 심장효소 지표, 단 심장에만 국한 되지 않고 빨리 배설 - SGOT/LDH
치료 및 간호 중재	- 혈관확장제(NTG), 교감신경차단제, 칼슘차단제, 혈소판 응집 억제제 투여 - 경피적 관상동맥 성형술(PTCA) - 관상동맥 우회술(CABG) - NTG,아스피린 투여 - 발작 시작 시에서 흉통 소멸 시 까지 휴식과 처방된 산소 요법 시행	- NTG: 관상동맥 확장 작용, SBP<90 이하 금지 - 몰핀 IV 투여: NTG로 흉통 완화 되지 않을 시, 심근산소요구도 감소 - 산소 요법: 2~4L/min 비강 캐뉼라, SaO₂ 95% 이상 유지 - SF position, 심호흡 격려 - 혈전용해요법: streptokinase, urokinase, t-PA(조직플라스미노겐활성제) 투여: 혈전 용해 → 출혈경향 시 치료 대상에서 제외, 발병 후 6시간 내 투여 시 효과적

- NTG 3회 투여 후에도 통증 지속 시 의사에 보고 - NTG자가 투여 방법 교육 - 협심증 악화 및 위험요인의 조절 교육: 과식, 과음, 흡연, 찬 기후, 운동, 긴장, 피로 등 유발인자 피하기, 비만조절, 변비예방 위한 고섬유식 권장, 저지방 저염식, 규칙적 운동(관상 순환 증진) 및 금연	- PTCA, CABG 시행 - 아스피린: 폐색부위의 혈소판 응집 예방 - I/O 측정: 핍뇨 관찰 - 침상 변기 사용, 대변완화제 투여 - ECG 관찰: 조기심실수축 여부 관찰 - 첫 24시간 ABR → 이후 BR - 퇴원교육: 금연, 활동범위, 약물, 스트레스 관리, 생활활, 혈압, 혈당, 체중관리, 흉부 불편감 관리 - 활동 지속성 증진(심장 재활) 급성기, 1단계: 휴식 권장, 약간의 제한된 활동 격려, 화장실 가기 일상생활 활동 시 도움 2단계: 병실 내에서 독립적인 보행, 점진적으로 복도를 보행하도록 격려, 따뜻한 물로 5~10분간 샤워, 휴식을 늘리고 균형을 유지하기 위해 등받이 없는 의자를 활용

경피적 관상 동맥 성형술(percutaneous transluminal coronary angioplasty, PCTA) – 출제빈도 ★★★★

시술 간호	- 헤파린 투여 → 혈전예방, NTG 투여 → 관상동맥 경련예방, 항응고제 복용(아스피린, 클로피도그렐 복용) - 시술 전 후 양측 족배동맥 맥박확인 - 시술 후 6시간 ABR, 삽입부위 사지 굴곡 금지 - 카테터 삽입부위 모래주머니 압박 → 출혈예방 - 수분섭취 권장 → 조영제 배설촉진 - 시술 후 심장모니터 통해 합병증 관찰 - 시술 후 지속적인 생활습관 개선, 증상관리 필요

심방세동(atrial fibrillation, AF) – 출제빈도 ★★★★★

- 가장 빠른 리듬을 보이는 심방 부정맥, 심장질환이나 심부전이 있는 노인에게 흔함
- 심방이 350~600회/분 이상 수축을 일으키므로 효과적으로 심방이 수축하지 못하고 미세한 파동(F파)을 무질서하게 나타냄
- P파 보이지 않고 완만한 선
- QRS파: 파형은 정상이나 매우 불규칙(진단 근거)
- 치료: digoxin, 베타차단제, 칼슘차단제(심실박동을 저하), 항응고제(헤파린, 와파린 등), 심방벽 혈전예방, 심장리듬전환술(가장 일반적인 치료 방법)

심실에서 발생하는 부정맥

조기심실수축 (premature ventricular contraction, PVC)	출제빈도 ★★★★★★★★★ 동방결절에서 정상적 수축 내보내기 전 심실 내의 흥분된 세포가 심실을 직접 수축하여 발생 부정맥 중 가장 흔하며, 건강한 사람에게도 볼 수 있음 심박동수: 60~100회/분 P파: 보이지 않음, QRS파: 파형이 넓어(0.12초 이상)지고 변형된 모양 – 위험한 PVC(심실세동 예고): 1분에 5회 이상 발생, 다양한 형태로 나타남, 3개 이상 연이어 발생하는 경우
심실성빈맥 (vnetricular tachycardia, VT)	출제빈도 ★★★★ V-tach, 불안정한 심실 기외수축이 반복적 발생 심실세동으로 진행, 심장질환자에게는 극히 위험 → 응급조치 필요 심박동수: 140~250회/분, 규칙적인 리듬 P파: QRS에 묻혀서 보이지 않음 QRS파: 넓어짐 치료: CPR(제세동), β차단제, verapamil, 기도유지, 산소요법 등
심실세동 (ventricular fibrillation, VF)	출제빈도 ★★★★★★ 심실이 빠르고 비효과적으로 떨리는 상태 심실근육세포가 빠르고 불규칙하게 흥분, 심실이 효과적으로 수축하지 못하여 심박출을 전혀 못하게 됨 즉시 치료 안하면 수분 내 사망 파형을 구분할 수 없이 극도로 불규칙적이고 모호한 곡선 보임 치료: 제세동(defibrillation), 즉각적인 제세동이 불가하다면 CPR 제세동 직후 리도케인, 에피네프린, 염화마그네슘, 중탄산나트륨 투여(제세동의 효과 증대)

심장판막질환의 외과적 치료(심장수술) – 출제빈도 ★★★

- 병변이 있는 판막을 제거 후 다른 판막 삽입
  → 인공판막의 경우 혈전 형성 우려되니 수술 후 평생 항응고제 복용
- coumadin(wafarin)이 가장 많이 사용
- PT시간: 정상의 1.5~2배로 유지하니 출혈 경향 잘 관찰하기
- 주기적으로 혈액응고검사 시행
- 조직판막과 금속판막 중에서 사용

심낭염(pericarditis) – 출제빈도 ★★★★

임상적 특징	원인: 심낭 염증으로 삼출물이 심장 압박하여 심박출량 ↓, 만성 시 심낭이 섬유화되어 두꺼워짐, 세균, 결핵성, 외상 증상: 흉통(기침, 심호흡, 누운자세 시 악화), 심낭 마찰음, 열, 오한, 호흡곤란, 부종, 복부팽만, 기침, 기좌호흡 합병증: 심장압전 – 급성 심장압전: 심낭염 환자의 15%

	심낭강 내에 혈액 및 삼출액의 축적으로 심낭강 내압이 상승 → 심장압박 → 심장수축력 제한 증상: 약해진 심음, 쇼크, 저혈압, 빈맥, 청색증, 불안, 창백, 발한, 호흡곤란, 정맥울혈, 정맥압상승, 복수, 하지부종, 기이맥(흡기와 호기 시 동맥압이 10mmHg 이상 차이)
치료 및 간호 중재	휴식(앉거나 앞으로 구부린 자세), 진통제(NSAIDs, 아스피린, 데메롤, 몰핀)투여, 항생제, 심낭천자, 심낭압전 증상 관찰, 만성 심낭염시 피질박리술

심부정맥혈전증(deep vein thrombosis DVT) - 출제빈도 ★★★★★★★★

치료 및 간호 중재	- 예방적 간호: 가장 중요, 하지 정맥 주사 피함, 조기이상, 수술 후 탄력 스타킹 - 수동적, 능동적 운동 시행 - 마사지 금지: 색전 형성의 원인, 다리 상승 - 온찜질 - 항응고 요법: 혈액 응고시간 지연, 수술 후 혈전형성 예방, 혈전이 더 커지는 것 방지

백혈병(leukemia) - 출제빈도 ★★★★★★★

간호 중재	감염예방 - 감염증상 관찰: 활력징후, 혈액검사, 배양검사 확인, 호흡곤란, 기침, 가쁜 호흡, 배뇨 시 작열감, 빈뇨, 긴박뇨, 열감, 정맥주사부위 8시간 마다 사정 - 무균술 적용, 처방에 따라 항생제 투여, 충분한 영양과 수분공급 - 심호흡, 기침 격려 - 꽃이나 식물 두지 않음 - 생과일, 익지 않은 채소 섭취 제한, 방문객 제한, 필요시 역격리(호중구 수 감소) - 근육주사 금지, 부드러운 칫솔로 구강 간호 자주 시행, 회음부 간호, 좌욕실시 출혈예방 - 면도날 사용, 근육주사, 직장체온 측정 금지 - 전기면도기 사용, 부드러운 칫솔 사용, 안전한 환경 유지 - 아스피린, 항응고제 금지, 비타민 K 풍부한 음식 섭취, 변비예방 - 필요시 수혈(혈소판, 신선동결혈장 등) 수분섭취: 항암제 투여로 인해 백혈구 파괴가 증가하여 다량의 요산이 생성 통증감소: 비정상적인 백혈구가 골수와 중추신경 침범, 관절통증 식이: 식욕부진으로 인해 영양부족, 고단백, 고칼로리 식이 제공 휴식: 빈혈로 만성 피로와 허약, 백혈구의 과다 증식으로 기초대사율의 증가 신체상의 변화관리: 탈모증은 항암제로 인해 일시적이라는 것을 강조

흉관과 흉곽배액(chest tube and pleural drainage) - 출제빈도 ★★★★★★★★

간호 중재	배액관 개방성 유지 확인 - 파동: 흡기 시 물이 올라가고 호기 시 내려감, 관이 막히면 파동이 사라짐 - 기포발생 증가: 공기가 새고 있음

- 기포 발생 없음: 폐의 재팽창, 폐색, 배액관이 꼬였음을 의미
배액병의 양, 색, 특징 관찰: 배액량이 100ml/hr 이상이면 보고(과다 출혈)
응급상황 관리
- 배액병이 깨지거나 흉관 빠짐 → 늑막강내로 공기 유입 → 폐허탈, 즉시 개구부 막기
- 배액병 깨진 경우 흉관을 즉시 겸자로 clamping, 노출 부분 소독제로 닦기(긴장성기흉 시 잠그면 안됨)
관 훑기: 혈액 응고, 물이나 죽은 조직 기계적으로 제거 → 권장하지 않음
지지적 간호
- 체위 변경 시 당겨지지 않도록 주의
- 배액병은 낮은 곳에 위치
- 배액관 연결 부위에서 공기가 새지 않게 함
배액관 제거
- 가능하면 빨리 제거하기(감염, 통증, 견관절 활동 제한 유발)
- 배액량이 거의 없고, 폐가 재팽창 되고, 배액성상이 정상일 때
- 제거 30분 전 진통제 투여
- 흉부방사선 촬영: 폐확장 유지 확인
- valsalva법으로 관 제거: 심호흡 후 호기 끝에 숨을 참는 상태에서 빠르게 관 제거(기흉 예방)
- 제거 후 봉합, 무균의 바셀린 거즈로 밀폐 드레싱

항결핵 약물 요법 - 출제빈도 ★★★★★★★

	약명	부작용	주의사항
1차	Isoniazid(INH)	말초신경염, 간장애	간 효소 검사 시행, 피로, 허약감, 식욕부진, 권태감 유발 가능성 설명, 부작용은 pyridoxine 투여로 예방
	Ethambutol(EMB)	시신경염, 피부발진, 시력감소	주기적인 시력검사, 신질환 시 주의
	Rifampin(RFP)	오렌지색 소변 및 분비물, 위장장애, 열	소변, 침, 객담, 눈물, 땀 등 오렌지색으로 변할 수 있음을 교육
	Pyrazinamide(PZA)	요산혈증, 간장애	간독성, 간기능, 요산검사 관찰
2차	Streptomycin(SM)	8뇌신경(청신경) 손상, 신장장애	치료전, 중 주기적으로 청력검사

천식(asthma) - 출제빈도 ★★★★★★★★★★★★★

증상	급성 발작 시 천명음(주로 호기 시), 호흡수 증가, 호흡곤란, 가슴 답답함, 기침, 다량의 점액분비, 보조근육을 이용한 호흡 양상
치료	기관지 확장제: 세기관지 평활근 이완작용 - β2-agonists: β2 수용체에 작용하여 기관지 평활근 이완, albuterol(ventolin) - 콜린성 길항제: 부교감신경계차단, 교감신경계 활동을 자극하여 기관지 확장, 폐 분비물 감소, atrovent, 흡입제로 사용 - 아미노필린, theophylline(부작용: 부정맥 주의, 빈맥, 독성작용)

	소염제: 기도내의 일반적인 염증반응과 알레르기성 염증반응 감소 작용 - corticosteroids: 염증과 면역반응 감소시킴, 흡입 분무 형태 사용 시 천식 예방 - 흡입용 소염제: 호흡기 상피세포와 백혈구에서 염증성 매개체 방출을 저지, 폐에서 감각 신경 자극을 감소, 천식발작 예방, pulmicort, 흡입 후 입안을 헹구기(구강칸디다증 유발) - 비만세포 안정제: 알레르기성 물질이 IgE와 결합할 때 비만세포막이 열리는 것을 방해, 아토피성 천식 증상에 예방적 효과 운동과 활동 - 유산소 운동: 심혈관 건강 유지, 골격근 힘 강화, 환기, 관류 촉진 - 환자의 발작 유발 상태를 고려하여 운동시간 조절 산소요법: 급성천식발작동안 마스크나 비강 캐뉼라 통해 적용
만성 천식 간호 중재	- 약물투여 이행확인 - 부작용과 투여방법 교육, 처방받지 않은 약물 투여방지 → 자가간호증진 - 기관지 경련 일으키는 자극물 제거, 먼지 없는 환경 제공, 금연 - 호흡기 감염 조기 치료: 자주 호흡기 감염과 함께 발생 - 온도, 습도 조절: 차고 건조한 공기에서 천식 발작 호발(밤) - 이완 운동: 불안 감소

만성폐쇄성폐질환(chronic obstructive pulmonary disease, COPD)
- 출제빈도 ★★★★★★★★★★

치료 및 간호중재	약물요법: 기관지 확장제(aminophyline), corticosteroid, 점액용해제, 항생제, 이뇨제, digitalis(우심부전 시) 산소요법 - 마스크, 비강 캐뉼라 - <u>저농도 산소공급(저산소혈증 + 만성 과탄산혈증 환자에게는 낮은 농도의 산소공급 → 호흡 중추 자극)</u> 자세: 안정, 좌위 모니터링: 2시간마다 대상자 사정 기도유지: 머리, 목, 가슴을 일직선으로 유지하고 분비물 배출시킴 기관지 경련 예방: 기도 자극 피함(흡연, 가스, 공기오염) 분비물 배출: 충분한 수분 섭취(2~3L/일)로 분비물 묽게 함, 체위배액 호흡운동: pursed lip breathing(세기관지 허탈 방지, 효과적으로 공기배출), 복식호흡, 지속적양압호흡법 적용 영양: 고열량, 고단백식이, 탄수화 물 50% 내외로 조정(탄수화물을 에너지로 전환하는 과정시 이산화탄소 발생), 소량씩 자주 섭취, 가스형성 음식 피함

혈흉(hemothorax) - 출제빈도 ★★★★

증상	- 타진 시 둔한 탁음, 호흡 억제, 청진시 호흡음 감소 - 단순 혈흉: 1,500ml 이하의 혈액이 고임(심한 혈흉: 1,500ml 이상의 혈액이 고임) - 저혈압, 저혈량성 쇼크, 빈맥, 안절부절못함

심장 압전(cardiac tamponade) - 출제빈도 ★★★★

증상	저혈압, 경정맥 팽창(중심정맥압 상승), 심음 약해짐, 혼돈, 호흡곤란, 흉통, 기이맥, 맥압감소, 약한 맥박

두개내압상승(increased intracranial pressure, IICP)
- 출제빈도 ★★★★★★★★★★★★★★★

치료	고탄산증, 저산소증 예방 → 과호흡 예방
	  - 흡인시간을 10초 이내로 → 자극과 기침반사 줄이거나 흡인 금지
	  - ABGA 검사, 저산소증 시 산소공급
	수분제한: 약간의 탈수 상태 유지로 뇌압 감소 효과, 고농도, 식염수 사용(혈관 안에서만 순환), 24시간 동안 섭취량 800ml 이하로 제한
	삼투성 이뇨제 투여: 만니톨 투여 - 두개강 내의 용액을 혈관내로 이동시켜 이뇨작용(소변량 관찰)

간호 중재	뇌조직관류 유지
	  - 서맥, 혈압상승 관찰(두개내압상승 증상)
	  - 침상머리 15~30도 상승 시: 경정맥 배액 촉진
	  - 배변 시 힘주거나 침상에서 움직임 금지, 관장, 하제 금지(복부팽만 예방)
	  - 등척성 운동 금지(혈압상승, 두개내압 상승)
	  - 조용한 환경, 스트레스 줄이기
	  - corticosteroid: 혈관 부종 감소
	  - 저체온 요법 → 뇌 신진대사 감소 효과
	정상적인 호흡유지
	  - 과도환기 → 뇌혈관 수축 → 뇌혈량 감소 → 두개내압 감소 유도
	  - 기도청결, 기도개방 유지, 흡인은 짧게(시행 전 100% 산소 공급)
	체액균형 유지
	  - 수분섭취 제한, 스테로이드 투여, 이뇨제 사용으로 인한 탈수 증상 관찰
	  - 만니톨 투여로 울혈성 심부전, 폐부종 여부 관찰, 소변량 증가 관찰 21
	  - 정체도뇨관 삽입
	감염 예방
	손상방지 - 패드, side rail, 낙상 주의
	뇌압상승 시 요추 천자 금기(뇌조직 탈출 초래)

연하곤란 - 출제빈도 ★★★

- 저작능력(5뇌신경), 연하기능(9, 10뇌신경)장애 시
- 체위 : 좌위, 머리와 목을 턱과 함께 약간 앞으로 당겨 내려 충분히 음식을 씹기 전에 넘어가지 않도록 예방
- 물, 액체보다는 연식이나 반연식 제공
- 구강 안쪽 깊숙이 음식을 넣어주고 마비되지 않은 쪽으로 저작하게 함
- 편안한 식사환경, 주 2회 체중 측정, 식전/후 구강간호

뇌졸중(stroke) - 출제빈도 ★★★★★★★

치료	약물치료 – 혈전용해제 : 급성허혈성 뇌졸중에 사용(t-PA), 발생 3시간 이내 투여 시 효과 – 항응고제 : 헤파린, 와파린, 안정된 이후 사용 – 항혈소판제 : 아스피린, plavix, ticlopidine – 두개강내압 하강제 : 삼투성 이뇨제(만니톨), 스테로이드(덱사메타손), 허혈부위에 충분한 혈량 공급, 혈액 희석 위함 저체온치료: 혈전용해제를 하지 않는 대상 자에게 시행할 수 있음 수술요법: 동맥내막 절제술, 두개강 내외 우회술, 동정맥 기형수술 등
간호 중재	뇌조직 관류 증진 – 서맥, 혈압상승 관찰(두개강 내압상승 증상) – 침상머리 15~30도 상승하여 경정맥 배액촉진 – 배변시 힘주거나 침상에서 움직임 금지 – 등척성 운동 금지(혈압과 ICP 상승) – 흡인 전 100% 산소 공급 후 10초미만 시행 – 가능한 관장이나 하제 사용 피함(복부팽만) – 정서적 스트레스 줄이고 조용한 환경 제공 – 기침 자극 금지 운동기능 증진 감각 지각기능 증진 편측 지각기능 증진 : 우측 대뇌 뇌졸중, 반맹증시 발생 언어소통 능력 증진 연하 증진 – 좌위, 머리와 목은 약간 앞으로 구부린 자세 → 음식을 씹기 전에 넘어가지 않도록 예방 – 물과 같은 액체보다는 연식이나 반연식 제공 – 구강 안쪽 깊숙이 음식을 넣어주고 마비되지 않은 쪽으로 저작하게 함 – 식전/후 구강간호 시행 요실금과 변실금 개선 환자와 가족교육 : 투약, 이동/대화기술, 안전조치, 활동수준, 식이관리, 자가간호기술, 심리적지지, 가족지지 등

파킨슨병(parkinson's disease) - 출제빈도 ★★★★★★★★★★★★★★

증상	진전(tremor) – 피곤하거나 긴장 시 악화, 수면을 취하거나 활동에 집중해 있는 동안 사라짐 – 손에서 시작해서 더 큰 관절, 하지까지 확산 경직(rigidity) : 모든 움직임의 강직 – 저작 및 연하곤란, 침 흘림 – 안면근육 경직, 고정된 시선, 표정 없는 얼굴 운동장애(akinesia) – 동작을 빨리 시작하려 할 때 나타남, 자율적인 운동의 점진적 소실, 운동완서(bradykinesia)

	자세불안정(postural instability) 　- 몸을 앞으로 구부리기와 걷기의 시작 어려우나 시작되면 가속화되어 정지하기 어려움 　- 걸음걸이 폭이 좁고, 질질 끄는 종종걸음, 보행 시 팔 흔들지 않음 소서증 : 진전으로 글씨가 흔들리고 작아짐 단조로운 목소리 : 말의 높낮이 없고 말이 빨라지고 쉬지 않아 이해 곤란 기타 : 지능에는 영향 없음, 감정의 변화, 자율신경계 증상(직립성 저혈압, 침 흘림, 발한),편집증적 사고, 우울
치료	- 도파민 작용제 　- levodopa(L-dopa) : 주 치료제, Levodopa-carbidopa(sinemet), bromocriptine 　- 혈액-뇌 관문을 통과하는 도파민 전구물질로 뇌 속에서 도파민으로 전환 → 부족한 도파민 보충 　- 부작용 : 오심, 환각, 운동실조, 심한 체위성 저혈압 　- amantadine : 신경원으로부터 도파민의 분비를 증가시킴 　- 항콜린성 제제 : 아세틸콜린 작용 감소로 진전환자에 효과
간호중재	기동성 증진 : 따뜻한 물로 목욕, 마사지, 신전운동, 매일 운동의 중요성 교육, 자세 변경을 서서히 하도록 함 영양상태 증진 : 소량씩 자주 섭취, 저작 시 의식적으로 입 양쪽을 사용 고칼로리, 유동식, 소화가 잘되는 식이 조금씩 자주 제공 머리를 뒤로 젖혀 침이 밖으로 흐르지 않도록 하고 의식적으로 침을 삼키도록 함 의사소통능력 증진 : 짧고 간결한 언어, 문장을 사용 안면근육의 움직임을 연습하며 책을 큰소리로 읽는 연습 변비예방 : 규칙적인 배변시간, 배변 시 정상적 체위 유지 위험요소 제거하고 조명은 밝게 유지 밤에 수면을 잘 못 이루므로 낮잠은 짧게 허용 환자/가족 교육(levodopa의 안전한 사용을 위한 지침) 　- 안정제, 고단백, 비타민 B₆ 식품 섭취 금함 (약 물효과 방 해, 우유, 돼지고기, 생선, 고기, 치즈, 땅콩, 계란, 콩류, 해바라기씨 등) 　- 공복 시 복용, 식사 중 levodopa 복용 시 오심 예방 　- 약물투여 시간 가까이에 단백섭취 피하기(약물효과 방해) 　- 금주(알코올과 길항작용)

발작 및 간질(seizure & epilepsy) - 출제빈도 ★★★★★★★

치료 및 간호 중재	약물치료 　- lorazepam(ativan), diazepam(valium) : 급성 간질발작 　- depacon : 지속적 간질발작 　- phenytoin : 재발방지 　- wafarin : phenytoin의 흡수, 대사 를 방해 → 혼용 금지 　- phenytoin : 심부정맥 초래, 분당 50mg 이상 빠르게 주입 금지 발작 전·후 간호 및 교육 　- 대상자 침대 곁에 인공 구강기도, 설압자, 흡인장비 준비 　- 침대난간 올려놓고 침대의 높이는 가능한 낮게 위치 　- 발작 유발하는 감염, 스트레스 외상 및 카페인, 초콜릿, 알코올 섭취 피함 　- 과다한 피로 피함 　- 의사처방 없이 약복용 금지, 간질발작 대상자 인식표, 약 지참, 처방된 약물 지속 복용

발작동안의 간호
- 발작에서 깨어날 때 까지 기도확보
- 주변의 위험한 물건 치우고 머리 보호
- 대발작 시 천으로 싼 설압자를 치아 사이에 끼워 혀 보호(강제로 하지 않음)
- 침대난간에 푹신한 것 대주어 손상 예방
- 침대를 가장 낮게 하고 환경을 어둡고 조용히 유지
- 대상자를 옆으로 돌려 눕힘(흡입예방), 구강투여 금지
- 옷을 느슨하게 해주고 필요시 흡인
- 억제대로 인한 손상 방지 위해 발작 중에는 억제하지 않음
- 발작 중 환자 곁에 있어주고 끝나면 휴식 취하도록 돕기

척수손상(spinal cord injury) - 출제빈도 ★★★★★★★

부위별 장애	- C1~4 : 사지마비(경부 이하 운동기능 상실), 호흡기능장애-기관절개 및 인공호흡 필요(기도 유지 중요함) - C5 : 사지마비, 어깨 이하 기능 상실, 방광, 장 조절 불가능 - C6 : 사지마비, 어깨와 상완 이하 상실, 방광, 장 조절 불가능 - C6~8 : 사지마비, 전완과 손 운동 조절 상실, 방광, 장 조절 불가능 - T1~6 : 하지마비, 가슴중앙 이하 기능 상실, 어깨, 가슴, 상부, 팔, 손 정상, 방광/장 조절 불가능 - T7~14 : 하지마비, 허리 이하 운동기능 상실, 어깨, 가슴, 상부, 팔, 손 정상, 방광/장 조절 불가능, 호흡기능 완전 - L1~3 : 하지마비(골반기능 상실), 방광/장 조절 불가능 - L3~4 : 하지마비, 다리하부, 발목, 발기능 상실(휠체어에서 침상으로 옮길 시 보조가 필요함) - S2~4 : 요실금 조절가능 - S3~5 : 변실금 조절가능

삼차신경통 - 출제빈도 ★★★★★

치료 및 간호 중재	1차적 치료는 통증완화를 위한 약물 요법 - 약물치료 : 항경련성 약물 → 통증 완화(1차 치료목표) carbamazepine, phenytoin, diazepam - 수술적 요법 : 신경차단, 삼차신경근 절단술, 감압 등 수술 목적은 통증 경감 - 통증완화 : 찬바람, 심한 더위, 추위 노출 삼가, 통증 없을 때 걷기 운동 - 고단백질, 저작 용이한 음식 소량씩 자주 제공, 침범되지 않은 쪽으로 저작, 뜨거운 음식 피함 - 미지근한 물로 목욕, 구강 위생은 가볍게 함수 - 각막 감각 상실 시 눈 간호 시행 - 불안 완화 : 정서적 지지필요, 극단 통증, 무력감으로 대처기능 상실 - 적절한 방안 온도 유지 - 방문객 제한 : 3차 신경통은 아주 약한 자극에도 반응하므로 환자의 안위 증진이 가장 중요한 간호, 바람이 불거나 사람이 많은 곳 피하기 - 정기적인 치과 방문 : 충치 시 뇌신경 마비 유발

요붕증(diabetes insipidus, DI) - 출제빈도 ★★★★

임상증상	- 주요증상 : 지속적인 다뇨, 심한 갈증, 탈수 - 15~20L/일 소변량, 요비중 감소(1.005 이하) 및 요 삼투압 ↓ - 두통, 시력장애, 근육쇠약, 근육통, 식욕부진, 체중감소, 피로, 무기력

항이뇨호르몬 부적절분비 증후군(SIADH) - 출제빈도 ★★★★

증상	- 소화기계 변화 : 오심, 구토, 식욕부진 - 신경학적 변화 : 혼돈, 무기력, 기면, 두통, 안절부절, 불안 - 수분 전해질 변화 : 체중증가, 소변량 감소, 혈중 소듐 삼투압 감소
치료 및 간호 중재	- 수분제한 : 500~600ml/일 - 수분섭취 배설량, 혈압, 체중 측정, 갈증 시 얼음 제공 - 약물치료 : 이뇨제, 고장성 saline, lithium 투여 - 신경학적 상태 사정(혼수, 경련 등), 안전한 환경 제공, 소음과 빛 감소(환경자극 감소)

당뇨병 합병증 - 출제빈도 ★★★★★★★★★

저혈당증	혈당치가 70mg/dl 이하 - 원인 : 인슐린, 경구 혈당강하제 과량 투여, 소량의 음식섭취, 과도한 신체활동 - 증상 : 빈맥, 심계항진, 진전, 불안, 과민, 발한, 두통, 쇠약감, 피로 등 - 치료 및 간호 중재 : 먼저 의식변화 여부 확인 • 의식 있는 경우 : 단당류 10~15mg 섭취 - 오렌지 주스 1/2컵, 사탕 3~5개, 꿀 1숟가락 • 의식 없는 경우 : 50% 포도당 20~50ml 서서히 주입, 글루카곤(정맥, 근육내, 피하주사) 예방간호 : 인슐린 최고작용 시간의 운동 피하기, 식사와 규칙적인 혈당측정, 신체활동량 증가 시 간식과 음식 추가 섭취, 당뇨병 인식표지 지참
당뇨성 케톤산증	주로 1형 당뇨에서 발생(1차 합병증) - 원인 : 인슐린 용량이 현저히 부족하거나 생성되지 않을 때 - 증상 : kussmaul 호흡(호흡을 통한 아세톤, 이산화탄소 배출, 빠르고 깊은 호흡), 체위성 저혈압, 당뇨성 　　혼수, 의식변화, 오심, 구토, 다뇨, 갈증, 흐린 시력 등 - 치료 : 수분공급(이유: 관류증가, 혈당감소, 탈수), 인슐린요법(저용량 속효성), 산증교정 전해질교정(저칼륨혈증), 산증교정
고혈당성 고삼투성 비케톤성 혼수	원인 : 인슐린 부족으로 고혈당증, 고삼투상태 발생, 의식장애 발생, 주로 2형 당뇨 환자에서 혼수가 나타나는 가장 흔한 원인 증상 : 의식장애, 혼수의 원인 - 심한 고혈당 및 삼투성 이뇨로 다뇨, 다음, 빈맥, 탈수, 수분/전해질 손실(쿠스말호흡 및 아세톤 냄새 X) 치료 : 수액공급(저장/등장 생리식염수, 삼투압 낮추고 수분보충), 전해질 균형 유지

갑상샘기능항진증 - 출제빈도 ★★★★★★★

치료 및 간호 중재
- 항갑상선 약물(PTU) 투여 : 갑상선 호르몬 합성 차단, 많은 용량 투여 후 점차 감량, 일정 용량 유지, 무과립구증, 알레르기반응(주기적 검사 필요) 주의
- 요오드(SSKI, lugol's solution) 투여 : 우유, 주스와 병용, 빨대사용
- 방사선요오드 치료 : 치료 후 기능저하증 발생 ↑
- 안위 유지, 눈 보호(각막건조 예방)
- 영양공급 : 고칼로리, 고탄수화물, 고단백, 고비타민 식이제공, 필요시 간식 제공 → 체중유지, 에너지 보충
- 시원한 환경 제공
- 쉽게 흥분, 불안정 → 방문객 제한, 정서적지지
- 충분한 수분섭취 4L/일 ↑: 발한이 심하고 대사율 증가
- 피부 통합성 유지 : 과도한 장운동, 발한으로 피부 손상 위험증가, 물이 묻은 피부는 두드려 말리기

부갑상샘 기능저하증 (hypoparathyroidism) - 출제빈도 ★★★★

증상
- 저칼슘혈증, 저칼슘성 테타니
- 경련, 테타니 증상, 후두천명, 성대마비, 호흡곤란, 두통, 유두부종 등
- 부정맥, 심박출량 감소, 저혈압, 심부전증
- 우울, 불안, 불안정, 기억력 손상, 혼돈
- 치아 늦게 나거나 나지 않음, 부서지기 쉬운 손톱, 가는 모발, 건조한 피부, 위장관 증상

Meniere 질병(Meniere's disease) - 출제빈도 ★★★★★★

치료 및 간호 중재
- 항현훈성 약물 투여
- 진정제, 항콜린성 약물 등의 약물은 오심, 구토, 발한 조절, 분비물 생성 조절
- 이뇨제, 염분 제한 식이 : 귀의 충만감, 압력완화
- 카페인, 설탕, 화학조미료, 알코올 섭취 제한
- 급성기 중 낙상 예방 위해 침대난간 올리고 침상안정 취해 줌
- 안위 증진 : 불안 감소, 증상 유발할 수 있는 환경(소음, 불빛), 스트레스, 피로 피하기
- 현기증 : 베개로 환자 머리 양쪽지지
- 갑작스런 현훈 시 중재: 즉각 평편한 바닥에 눕혀서 현훈이 멈출 때까지 눈을 감도록 함, 머리 움직임 제한, 휴식, 어두운 방에서 안정
- 전정재활 : 물리치료나 균형 훈련운동
- 외과적 수술 : 내과적 치료 실패 시 파괴 막고 청력보존 위해 실시, 내림프 감소시키는 shunt 수술 등

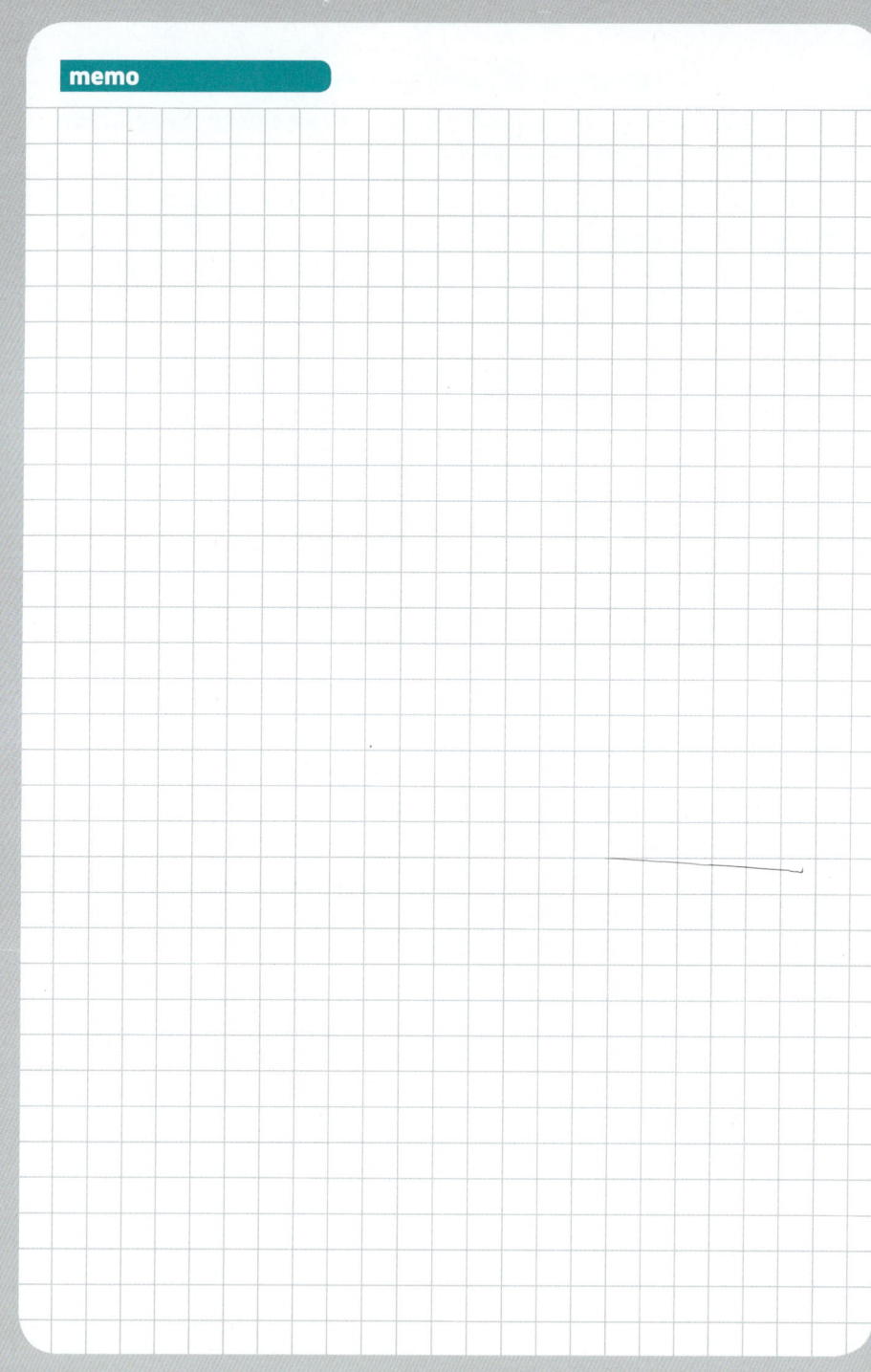

CHAPTER 1.

INTERNATIONAL MEDICAL RESOURCE NETWORK

모성간호학

여성 건강 간호의 목적 - 출제빈도 ★★★★★★

광의의 목적	- 여성의 전 생애를 통해 건강유지, 건강증진, 질병예방 및 회복을 탐구하고 간호 - 가족중심 접근방법을 적용한 여성 개인과 가족의 건강 도모 - 여성중심 접근방법으로 여성주의에 입각하여, 여성이 자신의 건강문제를 스스로 인식하고 지식을 습득하여 스스로 결정하고 조정하는 능력 함양
협의의 목적	여성의 성 특성과 관련하여 사춘기부터 폐경기 이후의 여성이 가족 및 사회문화적 맥락 안에서 발생하는 건강 문제를 가족중심·여성중심 접근방법으로 관리

여성중심간호 - 출제빈도 ★★★★★

- 여성의 삶을 총체적인 존재로 인식하여 여성의 입장에서 스스로 건강문제를 해결하도록 중재
- 여성이 능동적으로 환경과 끊임없이 상호작용하며, 이를 통해 스스로 조정하고 자율적으로 의사결정하는 주체로 인식하도록 접근

Pap smear(자궁경부질 세포진 검사) - 출제빈도 ★★★★★

- 자궁경부암 진단에 사용, 만 20세부터 선별 검사
- 검사 24시간 전 질 세척·좌약·성교 모두 금지, 월경 시기 피해서 방문, 검사 전 배뇨
- 미지근한 물(생리식염수)에 덥힌 질경 삽입(윤활제는 정균작용으로 검사결과에 영향을 주어 사용하지 않음)
- 면봉이나 브러쉬로 검사 물 채취(경관 내부, 편평원주상피세포 접합부, 후질원개의 3곳)
- 결과 해석 : 비정상 소견이 발견되면 질 확대경 검사, 생검이나 원추절제술 등 정밀검사 필요

무월경 - 출제빈도 ★★★★

생리적 무월경	임신, 수유기, 사춘기 이전, 폐경기 이후 정상적으로 월경이 없는 상태
병리적 무월경	내분비 질환이나 해부학적 이상 등으로 월경이 없는 상태 - 원발성 무월경 : 이차 성징의 발현 없이 14세까지 초경이 없거나 이차 성징의 발현과 관계없이 16세까지 초경이 없는 경우 - 속발성 무월경 : 정상 월경주기의 3주기 이상에서 월경이 없거나 월경이 있었던 여성이 6개월 이상 무월경인 경우 ※ 참고 　규칙적 월경주기 여성이 3개월이상 무월경이 나타날 때 우선 시행할 검사 : 융모생식자극호르몬 검사

월경 전 증후군(PMS) - 출제빈도 ★★★★★★

정의	월경과 관련된 정서장애로 월경 전 2~10일경 나타났다가 월경 시작 직전 또는 직후에 증상이 소실되는 신체적·정서적·행동적으로 복합된 증후군
증상	- 신체적 증상 : 가스팽창, 유방팽만, 유방통, 체중증가, 배변장애 - 정서적 증상 : 집중력 저하, 우울, 불안, 기면, 정서적 불안정

간호	스트레스 감소, 규칙적인 적절한 운동, 식이요법(저염, 단백질, 비타민 공급, 카페인 섭취 제한), 심할 경우 대증요법 실시, 상담, 정서장애 시 정신과 치료

원발성 월경곤란증 - 출제빈도 ★★★★★★★

간호	- 스트레스 관리, 적당한 운동 및 수면, 복부 마사지, 더운물 주머니(국소온열요법) - 식이 개선 : 저염식, 고단백, 비타민B1, E, 칼슘, 마그네슘, 칼륨 등 섭취, 카페인 제한 - 약물치료 : 프로스타글란딘 합성억제제[비스테로이드 소염제(NSAIDS)], 경구피임약(NSAIDS 효과 없을 때, 금기가 아닐 때)

골반 염증성 질환(PID) - 출제빈도 ★★★★

치료 및 간호	- 휴식과 침상안정, 수분 공급, 불임 예방을 한다. - 반좌위 : 분비물 배출을 증진한다. - 좌욕 : 통증완화, 치유를 증진한다. - 균 배양검사 후 원인에 따른 광범위 항생제(임균인 경우 페니실린, 테트라사이클린) 치료, 진통제를 투여한다.

자궁내막증 - 출제빈도 ★★★★★

정의	성장, 증식, 출혈의 기능이 있는 자궁내막 조직이 자궁강 이외의 부분에 존재하는 것
호발부위	난소(가장 많이 발생), 골반장기, 복막
원인	유전적 요인, 면역이상이나 결핍, 에스트로겐의 영향, 대개 미산부
증상	속발성 월경곤란 증, 월경통, 성교통, 난임, 배변곤란 증, 비정상적 자궁출혈, 자궁 정상크기, 초경 이전 발견 안됨(∵ 에스트로겐 노출이 없음)
치료 및 간호	가임 여부, 연령에 따라 결정(보존수술, 근치수술, 호르몬 요법)

자궁의 위치이상 - 출제빈도 ★★★

치료 및 간호	전방전위는 대부분 치료할 필요가 없으며, 후방전위인 경우에 시행한다. - 대증요법 : 슬흉위(분만 후 자궁 정상 위치 복구, 자궁 후굴 예방을 위한 자세, 하루에 3~4회 5분씩), 즉시 치료(골반감염이나 생식기 감염) - 보존요법 : 페서리 사용 → 월경 전 요통과 월경통 경감 - 수술요법 : 재발 시 자궁 위치 교정 수술(질식 자궁절제술, 질식 성형술)을 시행한다.

자궁하수(탈수) - 출제빈도 ★★★★

정의	자궁이 질구 쪽으로 탈출되어 내려온 상태, 나이 많은 다산부에서 호발

원인	노년기의 회음근육 탄력성 저하, 분만 시 손상, 다산부, 종양, 복수
증상	기립 및 보행 시 생식기 하수감, 하복부 중압감, 요통, 직장류, 방광류, 요실금, 변비, 배뇨곤란, 누우면 편해지고 아침보다 오후에 심해짐
진단	시진, 복압을 상승시키면 자궁경부가 질구 쪽으로 돌출되는 것 촉진
종류	- 1도 하수 : 자궁경부가 질구 내 위치 - 2도 하수 : 자궁경부가 질 입구(처녀막링)까지 내려옴 - 3도 하수 : 자궁경부가 질 바깥(처녀막링 밖)까지 내려왔을 때 질이 뒤집힘 - 4도 하수 : 전자궁이 탈출된 경우
치료	- 보존요법 : 페서리 요법(페서리로 밀어 올려 교정) - 외과적 요법 : 질식 자궁절제술, 탈수교정술(미혼여성, 임신을 원하는 경우) - 골반저근 훈련법(케겔운동, Kegel's exercise)

여성난임의 사정 - 출제빈도 ★★★★★

기초체온검사	배란시기 확인 목적, 배란 후 24시간 내에 체온 상승(없으면 배란의 문제 의심, 0.5~1℃)
경관점액 검사	배란기(혈중 에스트로겐 최고치) 또는 성교 후에 경관점액의 점액량, 점성, 견사성, 양치엽상, 세포 성분 분석(점액이 많고 물같이 맑고 투명하고 견사성이 크고(8~10cm) 양치엽상이 선명) → 검사 시기 : 배란기
자궁내막 검사	수정란 착상 부위 확인 목적으로 시행, 배란 후 자궁내막 생검, 검사 결과상 자궁내막조직에 분비기 소견이 나타나야 함 → 검사 시기 : 월경시작 7일 전~2일 전 사이(자궁내막이 비후되는 황체기에 시행)
자궁난관조영술	질을 통해 조영제를 자궁 내로 주입하여 자궁, 난관의 크기, 모양, 유착 및 난관 개방 여부를 관찰하여 임신에 영향을 미치는 요인 확인 → 검사 시기 : 월경이 끝난 후 2~6일(월경 직후~배란 전) → ∵ 자궁내막 비후 전에 조영제 소통 유리
루빈 검사 (Rubin's test)	난관의 개방 여부 확인을 위해 시행 - 방법 : 배뇨 후 쇄석위 상태에서 질경 삽입 후 루빈 캐뉼라를 통해 CO_2 가스를 주입하여 가스가 자궁, 난관, 복강 내로 통하는지 여부 확인 - 결과 : 가스가 횡경막 근처의 늑간신경을 눌러 견갑통 호소 → 적어도 한쪽 난관은 개통되어 있음을 의미 → 검사 시기: 월경이 끝난 후 6~12일

임신에 따른 신체의 변화 - 출제빈도 ★★★★★★★

자궁	에스트로겐, 프로게스테론 상승 : 혈관 증식 및 확대, 자궁근 섬유 증식과 비후, 탈락막 발달 모양 변화 : 서양배 → 공모양 → 타원형(S상 결장으로 우측으로 치우침)

	임신에 따른 자궁저부의 높이(HOF) - 12주 : 치골결합 위 - 16주 : 치골결합과 배꼽(제와부) 사이 - 22~24주 : 배꼽 부위 - 36주 : 가장 높은 위치, 칼돌기(검상돌기) 바로 아래 - 38~40주 : 34주 높이로 다시 자궁 하강(초산부: 분만 2주 전, 경산부: 분만직전) ※ 22~34주 : 임신주수 측정 정확함, 주수와 길이가 일치하고 보통 ±2cm 브랙스톤 힉스수축(Braxton-Hick's contraction): 임신 초기부터 말기까지 전 임신기간을 통해 간헐적으로 발생하는 불규칙적 무통성 자궁수축, 자궁의 혈액공급을 촉진한다.
자궁경부, 질	- 굳델 징후 (Goodell's sign) : 경부 부드러워짐, 임신 전(코끝) → 임신 초기와 중기(귓불) → 임신 말기 (입술) - 채드윅 징후(Chadwick's sign) : 자궁혈류 증가로 질, 경부점막이 자청색으로 변한다. - 점액마개(mucus plug) : 자궁경부 비대, 점액성 분비물로 자궁으로 균 침범을 막아 감염 차단 → 임신 중 백대하, 분만 초기 혈성 이슬(show) 형성 - 질 내 산성 유지 : pH 3.5~6으로 병원균 증식 억제되나, 에스트로겐 영향으로 글리코겐이 풍부하여 곰팡이 감염이 증가한다
유방	- 임신 6주경 유방은 커지고 예민, 민감성 증가, 압통을 느낀다. - 유륜 착색, 유두 직립이 된다. - 몽고메리결절 비대 : 유두 보호를 위한 피지선 확대된다.(지방성분 즉, 항염증성 물질을 비누로 씻지 않도록 함) - 전초유 분비(16주경) : 유두를 짜면 묽은 초유가 분비된다.

임신에 따른 비뇨기계의 변화 - 출제빈도 ★★★

- 신 혈류량 증가, 사구체 여과율 증가, 요관 부종, 요정체, 방광용적 증가, 감염 가능성 증가, 빈뇨가 나타난다.(특히 초기, 말기)(∵ 커진 자궁의 압박, 프로게스테론 영향)
- 경미한 당뇨 : 정상
- 생리적 부종 : 임신 말기에 발목과 손가락 등에 수분 정체 등이 나타난다.(∵ 에스트로겐 영향)

임신에 따른 내분비계의 변화 - 출제빈도 ★★★★★

태반호르몬	태반락토겐(HPL), 융모성선자극호르몬(HCG), 에스트로겐, 프로게스테론 - 태반락토겐(HPL) : 태아 성장촉진, 인슐린 저항성 증가로 태반을 통한 포도당 이동 촉진(임신성 당뇨), 태반기능 사정 지표, 모체 대사 촉진 - 융모성선자극호르몬(HCG) : 임신 진단에 사용, 신장으로 배설, 임신 2~3개월에 최고치, 임신 유지 위해 황체에서 임신 12주까지 황체 유지하여 에스트로겐, 프로게스테론 분비 촉진, 모체의 면역 억제 효과(태아의 혈액에 거부 반응을 억제) - 에스트로겐 : 태반기능, 태아의 건강상태 평가 지표, 자궁증대, 태아의 지방축적, 혈전 발생 증가, 멜라닌 생성 촉진, 12주까지 황체에서 분비되고 태반에서 분비, 유선 및 유방발달, 유즙 분비 자극, 자궁성장(자궁-태반혈액순환 자극)

	– 프로게스테론 : 12주까지 황체에서 분비된 이후 태반에서 분비, 임신유지, 유방선조직 발달, 자궁내막을 유지하게 하여 태아성장
뇌하수체호르몬	성선자극호르몬(FSH, LH) → 분비 억제, 프로락틴 → 분비 증가, 옥시토신 → 자궁수축과 출산 후 유즙분비 자극
갑상선호르몬	갑상선 중등도 비대, 호르몬 생산 증가(∵ 대사 증가) → 1기 이후 비임신 수준으로 회복
부갑상선호르몬	약간 상승(∵ 태아의 칼슘, 비타민D 요구 증가)
부신피질호르몬	코티솔 분비 증가(인슐린 생산 자극), 알도스테론 증가 – 수분정체
인슐린	임신초기에는 거의 변화 없다가 임신 중·후기에 증가

산과력의 표현 – 출제빈도 ★★★

G : 총 임신횟수 T: 만삭분만수(37주 이상) P: 조기분만 수(20~37주) A:유산 횟수 L: 현재 생존아 수
cf. 쌍태아의 경우: 1회 임신, 1회 분만, 아이수 2명
- 5자리 : G-T-P-A-L(현재 임신 포함 총 임신 수–만삭분만 수–조기분만 수–유산 수–현재 생존아 수)
- 4자리 : T-P-A-L(만삭분만 수–조기분만 수–유산 수–현재 생존아 수)
- 2자리 : G/P(gravida/para)(임신 수/출산 수)

임신 중 불편감과 간호중재 – 출제빈도 ★★★★★★★★

임신 1기 (생리적 변화)	– 입덧(∵ hCG 증가, 양가감정) : 아침공복 시 탄수화물 보충(비스켓, 크레커, 마른 식빵), 소량씩 자주 섭취(3끼 → 5~6번), 자극성 음식 또는 지방이 많거나 가스 생성 음식 피함 → 증상 심하면 입원 치료 (임신 오조증 : 심한 체중감소, 탈수, 케톤뇨) – 빈뇨 : 규칙적 배뇨하여 방광 팽만과 요정체 예방, 골반저근 훈련법(Kegel's exercise) – 유방 압통 : 넓고 잘 맞는 임산부 브래지어로 지지, 초유가 흐를 때 : 물로 씻고, 건조(유두는 물로만 세척) – 피로(∵ 심폐기능항진, 대사율 증가) : 충분한 휴식과 수면 ∵ 초임부일 경우 임신으로 인한 생리적 변화에 대화에 대해 교육

임신 2기	<u>가슴앓이</u>(∵ 프로게스테론 증가로 위산 역류) : 소량씩 자주 음식 섭취, 자극적 음식·식사 직후 눕거나·취침 전 과식 금지, 필요시 제산제 복용, 나비운동
	체위성 저혈압(∵ 자궁의 하대정맥 압박) : 천장을 보고 똑바로 누운 자세(앙와위)일 때 주로 발생, 임신 2기 이후 분만 시까지 주의
	  – 증상 : 현기증, 차고 끈끈한 피부, 창백
	  – <u>좌측와위(우선적 중재)</u>, 천천히 자세 변경
	요통 : 적절한 자세 유지, 임부용 거들이나 복대 사용, 중간굽의 신발사용, 더운물 주머니 적용, 골반 흔들기 운동
	변비 : 수분 및 섬유소 섭취 증가, 규칙적 배변습관, 적당한 운동, 습관적 관장 금지, 철분과 Vit.C 함께 복용 예) 오렌지 쥬스
	정맥류(∵ 프로게스테론의 평활근 이완, 자궁의 하지 혈관 압박) : 꽉 끼는 의복 피하기, 기상 전 탄력스타킹 착용(낮에만), 다리 상승, 골반 높이고 휴식
	수근관 증후군 : 증상이 있는 팔을 올림(어깨 돌리기), 분만 후 증상 없어짐을 교육

일상생활에 대한 교육 - 출제빈도 ★★★★

영양	임신 전보다 300kcal 추가 섭취 - 단백질 : 1.3g/kg 섭취 - 철분(Fe) : 30~60mg + Vit. C 함께 섭취(철분 흡수 촉진), 태아는 출생 후 처음 4~6개월 동안 태아의 철분이 낮을 때 대비하여 철분을 저장, 임신 말기 태아와 모체의 철분 비축으로 인한 철분결핍성 빈혈에 대비 필요 → 임신 중기부터 산욕 초기까지 철분제 복용 ※ 철분제 복용 시 교육 내용 : 검거나 진한 녹색변 볼 수 있고 변비 증상이 있을 수 있음 - 칼슘(Ca) : 태아의 골격성장, 1,200mg(= 우유 1L) + Vit. D 함께 섭취 - 엽산 : 하루 0.4mg 태아의 신경관 형성에 필수, 임신 전~임신 초기 섭취 - 충분한 수분 섭취(6~8컵/일) → 탈수 시 : 복통과 조기진통 위험
유방관리	16주부터 전초유가 분비되므로 비누로 닦지 말고 물로 세척 청결 유지, 함몰유두는 5~6개월 경부터 관리 (유두덮개 사용, 손가락으로 가볍게 굴리기), 조산의 위험이 있는 여성은 유방자극 금지

자궁외 임신 - 출제빈도 ★★★

정의	수정란이 자궁강 이외의 다른 부분에 착상된 임신, 난관의 팽대부가 가장 흔함(90%)
원인	골반염증성, 난관협착, 난관수술로 반흔이나 유착, 자궁내 장치(IUD)
증상	- 칼로 찌르는 듯한 급격한 일측성 극심한 복부통증 - 파열 전후의 오심, 구토, 견갑통 - 암갈색 질 출혈 → 심한 출혈 시 저혈량성 쇼크증상 → 저혈압, 빈맥 발생 - 복강내 출혈 → Cullen's sign: 혈액이 고여 배꼽주변이 푸르스름한 색 - 자궁 크기 : 임신 8주 이내 크기
치료	MTX(Methotrexate : 융모막세포를 파괴하여 흡수) 투여, 복강경 수술(난관절제술, 자궁적출술)

임신성 고혈압 - 출제빈도 ★★★★★★★★★

정의	임신 20주 이후 발생하는 고혈압성 증후군(임신중독증)
증상	고혈압, 단백뇨, 부종(임신중독증의 3대 증상)
종류	임신성 고혈압 : 임신 20주 이후 고혈압 진단, 20주 이전 → 만성 고혈압 자간전증 : 임신 20주 이후 고혈압 + 단백뇨, 부종 - 경한 자간전증 : 140/90mmHg 이상, 임신 전 보다 수축기 30mmHg, 이완기 15mmHg 이상 증가, 단백뇨 없거나 소량(≤ 1+) - 중한 자간전증 : 160/110mmHg 이상, 임신 전보다 수축기 60mmHg, 이완기 30mmHg 이상 증가, 단백뇨, 핍뇨, 전신부종, 헬프증후군 ※ HELLP(Hemolysis, Elevated Liver enzymes and Low Platelets) 증후군: 중증 자간전증 환자에게서 나타나는 합병증 → 용혈, 간효소 증가(SGOT, SGPT), 저혈소판증 자간증 : 심각한 상태로 발작과 경련을 동반 ※ 자간전증에서 자간증 진행 암시 증상 : 심하고 지속적인 두통, 심와부 통증, 몽롱하고 희미한 시야, 심한 단백뇨, 핍뇨, 무뇨

간호중재	산전관리 중요 : 규칙적인 체중·혈압측정, 단백뇨 검사로 조기발견
	좌측위로 침상안정(심한 자간전증과 자간증은 절대안정)
	균형 잡힌 식이, 고단백, 적절한 염분(부종 시 저염식), 변비예방
	경련조절
	– 황산마그네슘(MgSO₄) 투약 : 중추신경억제, 경련 감소, 평활근이완으로 자궁혈관 수축 예방
	  → 황산마그네슘(MgSO₄) 투약 중단 상황 : 환자 호흡수가 12회/분 이하인 경우
	  → 중독증상을 보일 때는 중화제(calcium gluconate) 천천히 정맥 투여(중독증상 : 저혈압, 호흡감소, 맥박 감소, 소변량 감소, 태반을 통과하므로 태아심음 감소)
	– 자극을 줄임(조용하고 어두운 실내분위기 조성, 절대안정, 억제대 금지)
	– 진정제 diazepam(valium), dilantin 투여
	– 경련동안 태반조기박리 주의 관찰
	– 태아의 서맥, 저산소증 주의 관찰
	– 경련 후 산소공급, 이물질 제거
	혈압조절 : 이완압이 110mmHg 이상인 경우 항고혈압제(hydralazine) 투약
	이뇨제(lasix) 투약 주의(태반관류에 악영향을 줄 수 있으므로)
	methergine 투약 금기(∵ 혈압상승)

임신성 당뇨 – 출제빈도 ★★★★

진단	– 선별검사(24~28주) : 50g 경구 당부하 검사, 공복 시 혈당검사&당 섭취 1시간 후 혈당 검사, 당 섭취 후 즉각적인 혈당치 조절능력을 확인, 당 섭취 1시간 후 140mg/dl 초과 할 때 100g당부하 검사를 실시한다. – 진단검사 : 선별 검사 양성인 경우, 100g 경구 당부하 검사

무자극검사(NST) – 출제빈도 ★★★★★★

목적	태동에 따른 태아심박수의 변화를 통한 태아 건강 사정
방법	– 소요 시간 : 30~40분 – 자세 : 반좌위, 왼쪽 복부를 약간 낮추어(좌측위) 복부를 경사지게 함 – 태아 외부 전자모니터 부착(태아심음부위, 자궁저부 부위) – 태동이 느껴질 때 버튼을 누름
결과 해석	– 반응(정상) : 태아심음이 기준보다 15박동 (bpm) 이상, 15초 이상 지속하 는 것이 20분 동안 2회 이상 – 무반응(태아의 건강 문제) : 20분 동안 태아심음이 기준선보다 15회 이상 상승하지 않거나, 15초 이상 지속되지 않는 경우(태동이 없으면 20분 더 측정, 40분 이상 관찰하여도 태아 심박동 상승이 부족한 경우)

태아 심박동수 측정 – 출제빈도 ★★★

태아의 등 부분에서 잘 들림
– LOA, LOP : 좌하복부(LLQ)
– ROA, ROP : 우하복부(RLQ)
– RSA : 우상복부(RUQ)
– LSA : 좌상복부(LUQ)
  ※ 둔위(Breech) : 배꼽 or LUQ or RUQ(등 방향 따라서)

레오폴드 복부촉진법(Leopold's maneuver) - 출제빈도 ★★★★★★

목적	태아 선진부, 태향, 태세, 태위, 하강정도, 아두상태, 태동 등 확인
시기	임신 28주 이후
준비	방광 비우고, 똑바로 누워, 무릎 구부려, 작은 수건이나 베개를 둔부 아래에 둠 → 복부 이완
방법	시술자 1~3단계 임부의 머리쪽 향하고, 4단계는 임부의 다리쪽을 향하여 시행
단계	- 1단계 : 자궁저부 촉진[태위, 선진부(두부, 둔부) 확인] - 2단계 : 자궁 양쪽 촉진(등과 팔다리 구분) - 3단계 : 치골상부 촉진(골반 진입, 태세 확인)(1, 3단계 결과 비교하여 태위, 태향 결정) - 4단계 : 치골상부 깊숙이 촉진(하강정도, 아두굴곡, 신전, 함입, 선진부 파악)

전자태아감시(fetal monitoring) - 출제빈도 ★★★★★★★

조기감퇴	- 양상 : 감퇴가 자궁수축으로 시작해서 자궁수축 이후 기본선으로 회복 - 원인 : 아두압박 - 간호중재 : 정상반응이므로 계속적인 관찰, 기록
후기감퇴	- 양상 : 자궁수축의 극기에서 떨어지기 시작하여 자궁수축이 멈춘 후에도 회복이 지연 - 원인 : 자궁-태반 관류 저하 - 간호중재 : 즉시 옥시토신(자궁수축제) 중단, 좌측위, 정맥 주입속도 증가, 산소공급 → 지속 시 태아질식, 저산소증, 산증 초래 → 분만 시행
가변성감퇴	- 양상 : 자궁수축과 관련 없이 태아심음의 감퇴 - 원인 : 제대압박 - 간호중재 : 좌측위(우선시행), 산소공급(5~10L/분), 내진으로 제대탈출 있는지 확인(탈출 시 골반고위), 옥시토신 중단

태향 - 출제빈도 ★★★★★★★

선진부	지적부위
두정위	후두골(occiput, O)
안면위	턱(mentum, M)
둔위	천골(sacrum, S)
견갑위	견갑골(scapular, Sc) 혹은 견봉(acromion, A)

분만 1기 진행 - 출제빈도 ★★★★★★★★

잠재기 (0~3cm)	- 선진부하강 : -2~0 - 수축간격 : 5~30분 - 수축기간 : 10~30초

	- 수축강도 : 약함 - 이슬 : 양은 적고 갈색이나 분홍색 점액이 약간 나옴 - 산모의 상태 : 약간 흥분상태, 지시에 따름
활동기 (4~7cm)	- 선진부하강 : +1~+2 - 수축간격 : 3~5분 - 수축기간 : 30~45초 - 수축강도 : 중등도 - 이슬 : 양은 보통이며 혈성 이슬이 증가됨 - 산모의 상태 : 심한 요통, 경련, 걷기가 어려움, 분만에 관심이 집중, 지지자가 있어주길 원함
이행기 (8~10cm)	- 선진부하강 : +2~+3 - 수축간격 : 2~3분 - 수축기간 : 45~60초 - 수축강도 : 강함 - 이슬 : 혈성 이슬이 많이 보임 - 산모의 상태 : 항문압박감, 항문 쪽으로 힘 주어짐(배변감), 불안, 과다호흡, 오심, 구토, 발한

분만의 기전 - 출제빈도 ★★★★

진입 → 하강 → 굴곡 → 내회전 → 신전 → 외회전 → 만출
진입
 - 아두의 대횡경선이 골반입구를 통과할 때
하강
 - 태아가 골반입구를 지나 골반출구를 향하여 내려가는 모든 과정
  → 초산부 : 활동기 후반에 빠르게 진행
  → 경산부 : 진입과 하강이 동시에 진행
굴곡
 - 선진부가 하강하면서 턱을 앞가슴에 당기면서 가장 짧은 소사경(9.5cm)을 만듦
내회전
 - 골반입구는 횡경선이 길어 횡으로 진입하지만 골반출구는 전후경선이 길어 회전
신전
 - 내회전한 태아의 머리가 치골결합 하단에 닿게 되는데, 이때 다시 고개를 듦, 태아의 후두, 이마, 얼굴 순으로 질 밖으로 배출
외회전
 - 태아 머리 만출 후 골반입구 진입 시 위치로 다시 회전
만출
 - 치골결합 밑에서 전방견갑이 먼저 나오고 후방견갑이 나와 태아가 완전히 만출

분만 1기의 간호중재 - 출제빈도 ★★★★★

관장	- 오염방지, 분만촉진을 위해 분만초기 시행 ※ 금기 : 급속분만, 출혈, 진입되지 않은 두정위나 횡위
배뇨	3시간마다 권장. 방광 팽만으로 인한 분만지연, 산후 출혈, 산후 소변정체 및 방광염 예방

통증완화 호흡법	라마즈호흡법
	- 잠재기 : 느린 흉식호흡
	- 활동기 : 빠르고 얕은 흉식호흡
	- 이행기 : 빠르고 일정한 흉식호흡(히-히-히-히-후 호흡)
	  → 아두발로 시 : 헐떡거리는 호흡(∵ 회음부 열상방지를 위해)
	  ※ 주의 : 과호흡(∵'통증, 불안'으로 인한 호흡성 알칼리증(손발 저리고 얼얼, 두통, 어지럼증)

삭모	소음순, 회음부, 항문주위의 음모만 삭모
수분 섭취	잠재기에 약간의 음료수 공급 가능, 활동기에는 흡인의 위험으로 금식, 구강 간호 필요
산모 체위	산모가 편안할 수 있는 자세, 보통 앙와위보다 심스 체위(오른발에 베개 대주기)가 편함

분만간호 : 분만 2기 - 출제빈도 ★★★★★

분만 2기의 시작 증상	산모가 스스로 힘주기 시작, 불안, 안절부절못함, 접촉을 꺼리거나 울음, 혈액 섞인 이슬의 증가, 파막, 팽륜(bulging), 오심, 구토, 대변감 호소, 회음부 얇아지고 항문은 개대, 통증의 증가
태아의 건강사정	태아심박수 확인(자궁 수축 전후) → 심박수 떨어지면 좌측위, 산소 투여
분만 2기 산부간호	- 힘주기 : 수의적인 힘주기는 힘주고 싶을 때만 힘을 주도록 교육함, 성문을 연 채 힘주기, 6~7초 이상 지속적으로 주지 않음(태아저산소증 예방) - 분만실로 이송 : 초산부-자궁경관 완전 개대 후, 경산부-자궁경관이 7~8cm 개대 시 - 회음절개술 : 아두가 3~4cm 보일 때 → 장점 : 절개부위의 회복 촉진, 방광류/직장류 예방, 분만 2기의 단축, 3도 열상 예방 - Ritgen's maneuver : 손가락을 이용하여 만출 속도와 방향을 조절하는 방법, 회음절개 후 시행 - 신생아 간호 : 기도유지(가장 우선) → 보온 → 제대결찰(제대박동중단 후) 순서로 진행, Apgar 점수로 사정

조기분만(조산, preterm birth) - 출제빈도 ★★★★★

정의	임신 20~37주 사이의 분만

치료 및 간호	예방이 중요, 비뇨기 감염 예방(∵ 조산의 원인)
	조산의 징조 보일 때 : 좌측위(∵ 자궁혈류 증진), 절대안정, 성관계 자제, 질 분비물·양수 관찰
	필요시 임신 34주 이후 스테로이드제(예 : 베타메타손)투여(∵ 태아의 폐성숙을 위해)
	분만억제제 투여 : 리토드린(Yutopar), 황산마그네슘(자궁수축억제)
	  ※ 리토드린(자궁수축억제제)
	    - 적응증 : 절박유산, 조기진통 시, 양막파수 되기 전, 자궁개대 4cm 이하, 거상 50% 이하, 태아질식, 태아사망, 융모양막염, 태반조기박리, 중증 자간전증 등의 문제가 없을 때
	    - 부작용 : 빈맥, 심계항진, 저혈압, 저칼륨혈증, 혈당상승, 변비, 구토

유도분만 - 출제빈도 ★★★★★★★★

방법	
	옥시토신 투여
	- 적용조건 : 태아 종위, 두위 시, 태아 생존력(폐 성숙도), 경부거상 시작, 아두골반 불균형이 없을 때 적용한다.
	- 효과 : 자궁수축 유발하여 분만유도 및 촉진한다.
	- 투여방법 : 정맥투여, 근육주사는 금지한다.
	- 금기(위) : 과거의 6회 이상의 산과력 있는 산모, 비정상적인 선진부, 양수과다증, 거대아, 다태아인 경우이다.
	- 간호
	→ 태아 상태 사정 : 태아저산소증, 태반기능부전, 태아의 심음을 감시한다.
	→ 옥시토신을 중단해야 하는 경우 : 후기감퇴, 심한 가변성 감퇴, 두통, 자궁 수축 이상 지속(수축기간이 90초 이상, 수축간격이 2분 이하, 자궁내 압력 75mmHg 이상), 고혈압, 태변배출 등이다.
	→ 섭취량/배설량 확인(∵ 옥시토신의 항이뇨효과) → 핍뇨 증상 시 의사보고
	→ 분만 실패 : 제왕절개 분만
	프로스타글란딘(경관성숙) 투여
	- 효과 : 자궁경관을 부드럽게 하고, 옥시토신에 대한 자궁근층의 민감도를 높여 효과적인 자궁수축 유발, 임신 중 태아사망 시 유도분만에 사용한다.
	- 방법 : 옥시토신 투여 전날 프로스타글란딘을 좌약이나 젤 형태로 질에 삽입한다.
	인공파막
	- 적용조건 : 자궁경관 상태 양호, 질식분만 조건 시, 선진부 진입, 분만 진통 시
	- 금기증 : 선진부 진입이 안 되는 경우(제대탈출의 위험), 둔위, 횡위
	- 간호중재 : 제대탈출, 제대압박 여부 사정, 양수상태 관찰, 감염예방을 위해 내진은 피하고 무균적 기구와 깨끗한 침대보와 홑이불을 사용한다.
	- 파막 이후 양수 확인 : 색, 냄새, 양, 농도

제왕절개분만(cesarean section, C/S) - 출제빈도 ★★★

수술 후 간호	
	- 호흡기능 증진(심호흡, 기침, 체위변경), 진통제(통증 시), 수분 및 영양균형 유지
	※ 척추마취 시 마취와 감각 회복 사정, 앙와위, 전신마취 시 호흡기계 합병증 예방, 순환기능 증진
	- 조기이상(체위성 저혈압 주의)과 체위변경으로 혈전정맥염 예방(증상 : 오한, 발열, 하지 부종과 통증)
	- 배뇨간호 : 24시간 유치도뇨관을 유지하고, 제거 후 4~8시간 내에 자연배뇨를 확인한다.
	- 출혈 및 감염예방 : 오로관찰, 자궁저부 마사지, 상처 관리
	※ 제왕절개 이력이 있는 산부 : 질식분만을 고려 할 때 가장 위험한 합병증 → 자궁파열(∴ 응급제왕절개술이 준비된 상태에서 질식분만을 고려)
	- 조기 모아애착을 형성한다.
	- 기타 산모 간호 : 유방간호, 회음부 간호, 산후통 간호 등

산욕기 여성의 자궁 - 출제빈도 ★★★★★★★★★

자궁크기 및 자궁 저부 높이의 변화	- 분만 직후 : 제와부(배꼽) 2cm 아래 위치, 1,000g
	- 분만 후 12시간 : 제와부나 제와부 1cm 위

	- 분만 후 24시간 : 제와부 1cm 아래, 매일 1~2cm(손가락 폭)씩 하강 시작 - 분만 후 1주 : 치골결합과 제와부 중간 부분에 위치, 500g - 분만 후 9일 : 복부 촉지 불가 - 분만 후 6주 : 매50~60g의 정상 크기로 회복, 퇴축 종결 　※ 자궁퇴축 및 회복 : 수유부, 초산모가 비수유부, 경산모보다 퇴축과 회복이 빠름 　※ 참고 : 분만 직후 자궁저부는 제와부나 제와부 2cm 아래에 있어야 하나, 제와부 2cm 위에 있고 자궁이 물렁하게 촉지될 때 산후 출혈을 의미
자궁 퇴축 간호	사정 : 매일 아침 배뇨 후 무릎을 구부리고 누워 자궁저부 단단함 정도, 오로, 출혈 양상 사정 자궁이완 시 : 자궁저부 마사지 시행, 자궁수축제 　- 자궁이 견고하고 본래의 강도를 유지할 때까지 간헐적으로 마사지 시행 　- 자궁수축 시 과잉 마사지 금기 → 자궁이완의 원인 자궁이 우측으로 치우쳐 있으면 방광팽만 확인하고 배뇨 촉진 정기적 모유수유 → 옥시토신 분비 촉진으로 자궁 수축 유발 자궁수축제 투여(산후통 유발) 오로와 출혈양상 관찰 　- 오로의 냄새, 양, 기간, 성상을 관찰 　- 출혈 의심 시 패드를 모으고 관찰 　- 자궁이 단단하나 오로양이 증가하면 경부나 질(산도)의 열상을 의심함 자궁후굴 예방: 슬흉위(1일 3~4회, 1회에 5분씩 실시)

산후통 - 출제빈도 ★★★

정의	출산 후 자궁이 간헐적 수축할 때 느껴지는 통증으로, 산후 2~3일에서 1주일 정도 지속 후 자연적 소실된다.
통증의 강도	경산부, 수유부 > 초산부, 비수유부
간호	자궁저부 마사지, 조기 이상, 배뇨 촉진, 심할 경우 진통제 투여(모유수유 30분 전), 복위, 온찜질

모유수유 방법 - 출제빈도 ★★★

- 수유 전 비누로 손 씻기(감염 예방)
- 분만 직후부터 가능한 빨리, 자주 수유를 실시 → 유즙분비가 촉진되어 성공적인 모유수유 가능
- 편안한 자세로 유방을 조금 문지른 후 유즙을 짠 다음 수유
- 유두가 아기의 입천장을 향하게 하고 아랫입술은 유두 아래 위치하여 유륜까지 깊이 물림(유두 열상 예방)
- 아기가 원할 때마다 수유하고 충분히 제공 → 수유 후 반드시 트림시킴(가스 제거, 기도흡인 위험 예방)
- 양쪽 유방을 번갈아 수유
- 수유 후 남은 젖은 반드시 짜서 유방을 비우도록 함 → 유즙생성 및 분비 촉진

정상 산욕기 산모 : 회음부(회음절개 부위) 간호 - 출제빈도 ★★★

- 회음패드 교환 전·후 손씻기를 한다.
- 냉요법 : 부종, 통증, 출혈이 감소된다.(분만 후 24시간까지 적용 가능, 오래 적용 시 상처 회복 지연)

- 통증 관리 : 필요 시 진통제를 투여한다. 절개하지 않은 쪽으로 측와위를 하거나 앉을 때 베개에 기대거나 도넛 방석을 이용한다.
- 좌욕 : 출혈 조절된 후 시행, 회음부 순환 증진, 부종 경감, 조직이완, 상처치유 효과, 1일 3~4회 적용, 1회 20분 정도. 물 온도 38~41℃, 3~4주까지 실시한다.
- 건열요법 : 상처부위 건조, 순환 증진, 30~50watt, 50cm 거리, 1회 20분, 하루 3~4회 적용한다.

조기 산후출혈 - 출제빈도 ★★★★

정의	분만 24시간 이내 출혈
원인	자궁이완(가장 흔한 원인, 자궁 저부가 배꼽 윗 부분에서 부드럽고 물렁물렁하게 만져짐), 분만 시 산도 열상, 태반조각 잔류, 자궁내번, 파종성 혈액응고장애
증상	출혈, 저혈량 쇼크(맥박·호흡 상승, 피부 창백하고 습함, 혈압하강, 소변량 감소, 오심, 구토, 안절부절, 의식수준 저하, 심하면 혼수, 사망)
간호	- 자궁이완 시 : 자궁저부 마사지, 자궁 수축제 투여 - 산도 열상 시 : 열상부위 봉합 - 태반조각 잔류 : 용수박리, 소파술 - 체액보충 및 수혈

자궁 내막염 - 출제빈도 ★★★★★★

원인	지연분만, 잦은 내진, 태반 또는 자궁내막에 세균감염
증상	산후 2~3일에 38℃ 이상의 체온 상승, 오한, 권태, 두통, 하복부 통증, 요통, 식욕부진, 악취 나는 암적색의 화농성 오로, 자궁이완(커져있음) 및 민감성 증가
치료 및 간호	- 생제(세균성 질환 시 복합요법 ∵ 독성 줄이고 약효증가), 자궁수축제 투여(∵ 오로배출 증진) - 체위배액 : 반좌위(∵ 오로배출 용이, 상행성 감염 방지) - 수분공급(3~4L/일), 침상안정, 고단백, 고비타민, 고열량식이

대퇴 혈전성 정맥염 - 출제빈도 ★★★★★

원인	산욕기 중 혈액응고인자의 상승으로 정맥내층에 혈전이 생기고 여기에 염증이 일어나 발생
증상	오한, 권태, 백고종(milk leg), 침범 하지의 경직, 통증, 부종, Homan's sign 양성(무릎을 굴곡 시킨 상태에서 발목을 몸쪽으로 당길 때(족배굴곡) 종아리 통증)
치료 및 간호	침상안정, 침범 하지 상승, 항응고제(혈전 형성 예방), 항생제(감염 확산 방지), 진통제 투여, 마사지 금지(혈전 박리로 인한 색전 위험), 조기이상, 탄력스타킹(취침 시에는 벗어둘 것), 다리 꼬지 않기

CHAPTER 1.

INTERNATIONAL MEDICAL RESOURCE NETWORK

아동간호학

Erikson의 사회심리 발달이론 - 출제빈도 ★★★★★★

발달 과제	연령대	특성
신뢰감 대 불신감	영아기 (0~1세)	기본적 욕구가 충족되면서 신뢰감 형성, 일관성 있는 양육자의 돌봄이 중요
자율성 대 수치심	유아기 (1~3세)	대소변 가리기 훈련, 자기 신체, 환경을 조절하는 능력을 통해 형성, 독립적 행동을 배움, 자신이 할 수 있는 일을 남이 도울 때 수치심
솔선감 대 죄책감	학령전기 (3~6세)	목표 지향적, 경쟁적, 모험적인 행동, 상상력 풍부, 성역할 나타남 행동 주도하지 못하면 죄책감
근면성 대 열등감	학령기 (6~12세)	어려운 일의 성취를 통해 자신의 가치를 배우게 됨, 경쟁, 협동, 규칙을 배움, 학교또래가 중요, 자신에 대한 주변의 기대가 크거나, 스스로 기대에 못 미친다고 느끼면 열등감
정체감 대 혼돈	청소년기 (12~18세)	자신이 누구인가에 대한 고민, 부모로부터 독립, 또래가 중요

Piaget 인지발달이론 - 출제빈도 ★★★★★★★

단계		발달시기	특성
감각운동기		영아기 (0~2세)	- 반사반응 : 잡기, 빨기, 응시 - 대상영속성 : 대상이 눈 앞에서 사라져도 그 대상이 없어진 것이 아니라는 것을 알게 되는 것(8~12개월)
전조작기 (유아기, 학령전기)	전개념기	2~4세	자기중심적 사고, 논리의 부족이 특징 - 상징적 사고 : 눈앞에 없지만 언어, 사진 등으로 표현할 수 있는 사고 - 자기중심적 사고 : 자기 중심의 관점으로 생각하여 타인을 보지 못함 - 마술적 사고 : 내 생각대로 사건이 일어날 것이라고 생각 - 물활론적 사고 : 모든 사물에는 생명이 있다고 생각 - 비가역성 : 일의 과정이나 순서를 순서대로 하지만 역으로 생각하지 못하는 것
	직관적 사고기	4~7세	자기중심적 생각 감소, 현실중심적인 놀이, 세련된 언어구사
구체적 조작기		학령기 (7~12세)	논리적 조작이 가능(귀납, 연역적 사고), 현실과 가상 구분 - 보존개념 : 대상의 외양이 달라져도 양적인 속성은 변하지 않고 유지된다고 생각 - 가역성 : 사고의 진행과정을 거꾸로 생각할 수 있는 능력 - 탈중심화 : 자신의 입장에서만 생각했던 자기중심적 사고에서 자신과 타인의 관점에서 생각
형식적 조작기		청소년기 (12~18세)	논리적 사고, 가설적 사고, 추상적 사고, 타인 중심적 사고

Kohlberg의 도덕발달이론 - 출제빈도 ★★★★

수준	단계	연령	내용
전인습적 도덕성 수준 (0~7세)	0단계	0~2세	도덕 개념 없음, 옳고 그름 구별 못함, 순진함과 자아중심
	1단계	2~3세	복종, 처벌지양 : 상을 받기 위해, 벌을 피하기 위해 행동
	2단계	4~7세	상대적 쾌락주의 : '눈에는 눈, 이에는 이' 욕구 충족 수단으로서 도덕, 자기 위주의 규칙
인습적 도덕성 수준 (7~12세)	3단계	7~10세	착한아동지향 : 사회적 시선을 의식, 착한 아동으로 인정받고 싶어 함
	4단계	10~12세	사회질서와 권위지향 : 권위, 존경, 권위를 존중, 법, 사회질서 인정(사회체제와 양심보존의 단계)
후인습적(원칙적) 도덕성 수준	5단계	청소년기	사회계약지향 : 사회 계약 정신으로서의 도덕, 전체 이익에 가치를 두는 도덕, 최대다수의 최대이익 중시
	6단계	성인기	개인원리지향, 보편적원리지향 : 내면화된 신념에 의한 도덕, 도덕적으로 성숙한 개인에게 나타나며 자신의 양심에 따라 판단

연령별 놀이 - 출제빈도 ★★★★★★★

영아기	- 단독놀이 : 주위의 다른 아동과 다른 장난감으로 혼자 놀이, 영아기에 시작, 유아기에 흔함 - 자신의 신체부위를 가지고 탐색놀이
유아기	- 평행놀이 : 주위 아동과 비슷한 장난감을 가지고 독립적으로 놀이, 어느 연령에도 있으나 유아기에 흔함 - 방관 놀이 : 다른 아동들의 놀이에 참여하지 않고 지켜보기만 함. 어느 연령에도 있으나 유아기에 흔함 - 밀고 당기는 장난감, 모래놀이, 비누거품, 큰 공, 큰 퍼즐, 자동차
학령전기	- 연합놀이 : 같은 목표 없이 함께 놀이에 참여, 유아기에 시작하여 학령전기에 지속 - 모방놀이 : 소꿉놀이, 인형의 집, 역할놀이 - 세발자전거, 인형, 그리기, 자동차, 자르기, 붙이기
학령기	- 협동놀이 : 목표와 성취를 달성하는 놀이. 숨바꼭질, 술래잡기, 줄넘기, 학령전기 후반에 시작하여 학령기 지속 - 보드게임, 수수께끼, 줄넘기, 두발자전거 타기, 스케이트, 축구, 수집, 만들기

아동 : 신체계측 및 사정 - 출제빈도 ★★★★★

삼두근 두께	- 금속 캘리퍼를 이용하여 팔의 후면 중간지점에서 피부를 집고 측정, 영양상태 반영한다. - 피부 주름 두께 : 저장된 지방의 양을 반영해 준다. - 장기간의 영양부족과 영양장애가 있으면 지방이 감소한다.
체질량 지수 (BMI)	- 과체중아 선별을 위해 사용한다. (BMI = 체중÷(신장)^2) - 연령별 체질량 지수표 : 과체중: 85~95%, 비만 : 95% 초과 시

성장장애	성장도표에서 97% 초과이거나 3% 미만 체중과 신장을 가진 경우, 정상 범위: 3~97%
눈	시력검사, 차폐검사(사시, 사위 진단), 각막 빛 반사 검사, 색각검사
귀	외이는 외안각과 수직선상에서 10° 각도 이상 기울어지지 않아야 한다. - 이경 검사 : 고막 시진 (3세 미만 후하방, 3세 이상 후상방) - 청력검사(음차 검사) : 전도성 청력장애, 신경감각성 청력장애 검사 → Weber 검사 (골전도, 이마나 머리), Rinne 검사 (골전도와 공기전도 시간비교, 귀아래 유양 돌기)

월령별 표준예방접종 일정표(2021년) - 출제빈도 ★★★★★★

구분	연령	내용
국가예방접종	출생~ 1개월 이내	- B형 간염 (HepB) 1차 - BCG(결핵)
	1개월	B형 간염 2차
	2개월	- DTaP(디프테리아, 파상풍, 백일해) & 폴리오(IPV, 소아마비) 1차 - Hib(b형 헤모필루스 인플루엔자, 뇌수막염) 1차 - 폐렴구균(PCV) 1차
	4개월	- DTaP(디프테리아,파상풍, 백일해) & 폴리오(IPV, 소아마비) 2차 - Hib(b형 헤모필루스 인플루엔자, 뇌수막염) 2차 - 폐렴구균(PCV) 2차
	6개월	- B형간염 3차 - DTaP(디프테리아, 파상풍, 백일해) & 폴리오(IPV, 소아마비, 18개월까지 가능) 3차 - Hib(b형 헤모필루스 인플루엔자, 뇌수막염) 3차 - 폐렴구균(PCV) 3차
	6개월~ 만12세	- 인플루엔자(IIV,불활성화백신) 첫 해 4주간격 2회, 매년 접종 - 국가예방접종 관리지침에 따라 년 2회접종 가능(6개월~만9세)
	12~15개월	- MMR(홍역, 유행성이하선염, 풍진) 1차, 수두 - Hib 4차 - 폐렴구균(PCV) 4차
	12~23개월	- A형간염(HepA, 1~2차(1차 접종 후 6~12개월 후 2차) - 일본뇌염(IJEV, 불활성화 백신) 1~2차(1차 접종 후 7~30일 후 2차, 12개월 후 3차) - 일본뇌염(LJEV, 약독화 생백신) 1차(1차 접종 후 12개월 후 2차) ※ 참고 : 일본뇌염 둘 중 선택
	15~18 개월	DTaP(디프테리아, 파상풍, 백일해) 4차
	24~35개월	- 일본뇌염(IJEV, 불활성화 백신) 3차 - 일본뇌염(LJEV, 약독화 생백신) 2차
	만4~6세	- MMR(홍역, 유행성이하선염, 풍진) 2차 - DTaP 5차 & IPV 4차(혼합백신 가능)
	만6세	일본뇌염(IJEV, 불활성화 백신) 4차
	11~12 세	Td/Tdap 6차

기타 예방접종	만12세	- 사람유두종바이러스(HPV) 1~2차(6개월 간격) - 일본뇌염(IJEV, 불활성화 백신) 5차
	2개월	로타바이러스 감염증 백신(RV1 또는 RV5) 1차
	4개월	로타바이러스 감염증 백신(RV1 또는 RV5) 2차
	6개월	로타바이러스 감염증 백신(RV5) 3차

아동의 영양 - 출제빈도 ★★★★

영양상태 사정	- 체중, 신장, 체질량 지수, 두위, 상완 둘레, 피부 두께 - 식이력 : 24시간 식사 일기, 하루 섭취량 사정 - 임상검사 : 영양 결핍 상태 확인
영양 교육	- 비만·편식 예방교육, 올바른 식습관 교육, 아동의 신체상 확인하여 섭식장애 선별한다. - 학령기 아동에게는 식품 라벨 읽는 법을 교육한다.

아동의 치아관리 - 출제빈도 ★★★★

- 유치 맹출 전 : 젖은 면 수건으로 잇몸 닦아줌 (잇몸 자극 완화를 위해)
- 유치 맹출 후 : 물에 적신 부드러운 수건이나 거즈 → 아동용 칫솔 사용, 수유 후와 취침 전에 실시
- 이가 날 때 거즈로 싼 얼음 조각을 잇몸에 대주거나 차가운 음료나 딱딱한 음식(얼린 베이글, 마른 빵) 제공
- 젖병 충치 예방위해 밤중 수유를 하지 않고 젖병에 주스를 담아주지 않고 대신 물을 줌
  ※ 젖병충치증후군 : 18개월~3세에 앞니에 호발하는 특이한 충치
- 구강 위생, 올바른 칫솔질(학령기 아동 스스로 하도록 함), 치실 사용, 불소치약 사용, 식이조절(사탕, 끈적한 음식 섭취 제한)
- 치아에 좋은 음식 : 육류, 유제품과 같은 단백질과 인 함유식품(∵ 보호효과), 신선한 과일, 야채(∵ 구강 자정효과, 타액분비촉진으로 점성 저하)

신생아 (출생~4주) 활력징후 - 출제빈도 ★★★★

호흡	- 호흡 시작의 주요인 : 체온하강, 제대결찰로 인해 동맥 내 산소분압 감소, 폐포의 확장(계면활성제) - 정상 호흡수 : 40~60회/분, 출생 24시간 후 30~50회로 감소 - 출생 초기는 호흡의 깊이와 리듬은 불규칙적, 10초간 호흡을 멈추는 현상, 복식호흡
맥박	120~160회/분
체온	액와 측정(36.5~37℃)(∵ 직장체온은 천공 우려)
혈압	생후 1일째 65/45mmHg 이후 점차 상승 → 80/45mmHg

Apgar 점수 - 출제빈도 ★★★★★★

- 출생 후 1분과 5분에 측정한 점수
- 0~3점 : 즉각적인 소생술 필요, 4~6점 : 중등도의 곤란, 7~10점 : 정상
  cf. 정상범위이면 인두와 비강 내 분비물 흡인

관찰지표	점수		
	0	1	2
심박동	없음	100회 미만	100회 이상
호흡능력	없음	느린 호흡, 불규칙한 호흡, 얕은 호흡	규칙적 호흡, 큰 소리로 울음
자극에 대한 반응	없음	찌푸린 얼굴	재채기, 기침, 울음
근긴장도	기운이 없거나 축 늘어짐	사지를 신전할 때 약한 저항	활발히 움직임
피부색	청색증, 창백	몸은 분홍색, 사지는 창백	분홍색

신생아의 신체적 사정

전반적 외모와 성숙도 사정	출제빈도 ★★★ 말초순환이 느려 손, 발, 입 주위 일시적 청색증 굴곡자세, 근육긴장감소는 외상, 진정, 조산으로 인한 것 재태연령측정: New Ballard Scale(생후 2주 내 재태 기간 추정, 20~44주 재태 기간 성숙도 평가) – 6항목 신체 성숙도 : 피부, 솜털, 발바닥선(발금), 가슴(유방), 귀와 눈(이개와 눈꺼풀), 생식기(남, 여) – 6항목 신경학적 검사 : 자세, 손목각도, 팔 되돌아오기, 오금(슬와)각도, 스카프 징후, 발뒤꿈치에서 귀 거리 – <u>만삭아 : 피부주름, 솜털적음, 완전한 유두·유륜, 두꺼운 연골·단단, 고환 처짐, 대음순이 소음순을 덮음</u>
피부	출제빈도 ★★★★★ – 붉으스름하나 여러 가지 색으로 변화, 손발이 차가 울 때는 청색증, 울 때는 암적색이나 자색으로 쉽게 변함, 피하지방의 결여는 조산이나 영양불량을 의미함 – 말단청색증 : 정상적이며 혈관의 불안정, 모세혈관 정체로 인함 → 지속적일 경우 질환 – 할리퀸 증상 : 신생아가 옆으로 누웠을 때 이마에서 치골까지 중앙선을 경계로 아래 붉은 빛, 위쪽 창백한 상태로 있는 일시적 현상 – 태지 : 피부 표면을 덮는 회백색의 크림치즈와 비슷, 피지선과 상피세포의 분비물로 구성, 생후 1~2일에 자연 소실, 억지로 제거하지 않음 – 비립종(좁쌀종) : 코, 턱 주위 좁쌀처럼 하얗고 작은 덩어리, 2~3주내 소실, 모체의 안드로겐 영향 – 대리석양 피부 : 냉기 노출 시 피부에 일시적으로 생기는 반점 – 몽고반점 : 엉덩이, 천골 부위에 편평한 짙은 푸른색 착색, 진피 세포가 뭉친 것, 4~13세 소실 – 솜털 : 태아 16주에 나타나 32주에 사라짐. 어깨, 등에 분포, 미숙아 많음 – 중독성 홍반 : 가슴, 등, 얼굴, 둔부 등 피부의 구진성 발진, 농포, 원인불명, 자연 소실 – 딸기 혈관종 : 이완된 모세혈관 때문에 피부 표면에 솟아오름, 1년까지 커지다가 9세경 소실 – 포도주색 반점(비정상적 소견) : 주로 얼굴이나 목 부위 모세혈관 형성 장애, 색이 점점 진해져 중년기에 자주빛으로 변함, 영구적 반점으로 남음 – 생리적 황달 : 생후 2~4일 피부, 공막이 노랗게 변하는 현상, 1~2주 소실, 간의 미성숙 → 적혈구 생존기간이 짧아 빌리루빈 생성이 많아지나, 간접 빌리루빈을 직접 빌리루빈으로 전환하여 배출하는 기능 미숙 cf. 24시간 이내 나타나는 황달 → 병리적 원인으로 뇌세포에 영향을 줄 수 있으므로 빠른 조치 필요

신경계	출제빈도 ★★★★★★★★★ 대부분의 신경기능은 미숙하고, 원시반사(본능적 반사)를 보임 정상반사는 신경계의 정상기능을 나타냄 반사가 불완전하거나 나타나지 않으면 신경계 손상을 의심 - <u>모로반사</u> : 머리를 갑자기 신전하면 팔을 벌려서 위로 올리고 손을 C 모양을 함. 소실시 뇌 손상의 지표, 쇄골골절 의심, 2~3개월(소실시기) - <u>포유반사</u> : 뺨을 톡톡치거나 접촉하면 자극방향으로 머리를 돌림, 3개월(소실시기) - <u>빨기반사</u> : 물체를 입술에 대거나 입안에 놓으면 빨기를 시도, 4~6개월(소실시기) - <u>긴장성경반사</u> : 앙와위에서 머리를 한쪽으로 돌리면 머리를 돌린 반대쪽의 사지는 굴곡, 4~6개월(소실시기) - <u>바빈스키반사</u> : 발바닥 외측을 발꿈치에서 발가락 쪽으로(외측으로) 긁으면 발가락이 신전, 12~16개월(소실시기)

신생아 간호

보온유지	출제빈도 ★★★★ - 호흡이 이루어진 다음 신생아 생존에 가장 중요한 요소 - 체온 조절 기능 미숙 ※ 열손실: 몸에 비해 체표면적이 넓고 피하지방(갈색지방) 부족, 출생 시 양수로 인해 젖은 상태, 열생산 기전의 비전율성 - 출생 직후 몸을 말리고 따뜻한 담요로 싸고, 보온유지(infant warmer, incubator) - 실내 온·습도 유지: 24~26℃, 50~60%
감염예방	출제빈도 ★★★★★ 눈 간호 - 임균성 안염, 감염성 결막염 예방 : 0.5% 에리스 로마이신 또는 1% 테트라사이클린 점안, 1% 질산은 용액 제대간호 - 출생 후 6~10일 경 제대탈락, 제대결찰부위 감염, 출혈 확인 - 70% 알코올 소독 후 건조, 기저귀가 제대에 닿지 않도록 접어 내림 목욕 - 활력 징후가 안정된 후, 첫 2~4주 동안 주 2~3회 정도 실시 - 물 온도 : 38~40℃, 팔꿈치에서 온도 측정 - 눈부터 시작(내안각에서 외안각 방향), 머리에서 다리방향, 여아 생식기 앞→뒤 방향, 남아 귀두 주변 닦음, 통목욕은 제대 탈락 이후 실시, 아기를 절대 혼자 두지 않음 - 목욕시간 5~10분 신속하게, 수유 전 실시 - 피부의 산도 유지를 위해 물로 씻김, 알칼리성 비누와 파우더(흡인위험, 산도를 변화시킴)사용 안함 기저귀 발진 - 기저귀를 채우는 부분에서 흔히 볼 수 있는 접촉성 피부염 - 세균과 곰팡이에 의한 감염일 수 있음 - 주로 기저귀를 자주 갈아주지 않거나 모유 → 인공유, 고형식 시작시에 발생 - 예방법 : 기저귀를 자주 갈아주어서 소변, 대변과 피부에서 접촉하는 시간을 줄임, 공기 중에 자주 노출시켜 건조하게 유지, 천기저귀 사용, 물티슈 사용하지 않기

영아(0~1세)의 운동발달 - 출제빈도 ★★★★★★★

머리 가누기 → 뒤집기 → 앉기 → 기기 → 서기 → 걷기

1개월	머리를 좌우로 움직임, 짧게 간신히 들어올림
3~4개월	머리를 가눔, 손바닥으로 물건을 쥠
4~5개월	몸을 뒤집기(복위→앙와위)
6개월	앙와위 → 복위로 뒤집기, 엎드린 상태에서 양팔로 몸무게 지탱
6~7개월	도움 받아 앉음, 배밀이
8개월	도움 없이 앉음, 집게잡기 가능, 박수, 손인사, 기기시작
9개월	사지기기
10개월	혼자일어나 가구 주위를 잡고 돌아다님
12개월	다른 사람 손을 잡고 걷기, 혼자 걷기 가능, 숟가락과 컵을 이용함

영아(0~1세) : Erikson의 심리사회적 발달 - 출제빈도 ★★★★★★★★★

신뢰감 vs 불신감, 일관성 있는 사랑이 담긴 양육자의 돌봄이 신뢰감을 형성
낯가림 : 양육자와 낯선 사람을 구분, 6개월에 시작하여 8개월 극치, 9~10개월까지 심함, 낯선 사람을 충분히 관찰할 수 있도록 시간을 줌
분리불안 : 주된 애착의 대상자와의 분리에 대한 불안(6~30개월), 부모가 없을 때 대체용품 제공, 낯선 사람과 부모와의 대화 시 영아와 안전한 거리 유지, 퇴행행동 나타남
월령별 특징
 - 1~2개월 : 다양한 자극에 반응(빠는 욕구 충족 시 만족감, 구강기)
 - 2~4개월 : 주 양육자(엄마)와 타인 구분, 친숙한 얼굴에 미소
 - 4~6개월 : 주로 돌보는 사람 더 선호, 흉내 내기 시작, 빠는 욕구 감소
 - 6~8개월 : 분리불안, 까꿍 놀이
 - 8~10개월 : 애착과정 완성

영아(0~1세)의 인지 발달 : 감각운동기 - 출제빈도 ★★★

- 1~4개월 : 목적이 없는 단순한 행동을 한다.
- 4~8개월 : 목적 있는 행동, 대상영속성 개념의 발달시작(이차도식협응기), 까꿍 놀이
- 8~12개월 : 간단한 문제 해결, 목표 지향적이다.

영아(0~1세)의 영양 : 이유식과 고형식이(6~12개월) - 출제빈도 ★★★★★★★★

이유식 시작: 4~6개월, 12개월까지
 - 이유식 : 조제유나 모유만으로 충분한 영양분을 섭취할 수 없으므로 고형식이(밥)로 전환하는 연습
 - 목적 : 식이성 빈혈예방, 운동기능의 장애 방지, 의존심 방지, 골격과 근육발달의 촉진 등
4~6개월 쌀미음부터 시작 : 쌀 → 야채 → 과일 → 고기, 생선, 달걀노른자의 순서로 제공
한 번에 한 가지씩 새로운 음식을 추가하여 2~3일간 먹임
새로운 음식을 주기 전에는 4~7일간 간격, 모유나 조제유 주기 전에 이유식 먼저 제공
12개월 전 금지 : 소금, 설탕, 꿀, 가공 식품, 달걀흰자, 조개류, 등 푸른 생선, 생우유, 흡인 위험 있는 음식
흡인위험이 있는 포도알, 마시멜로, 땅콩, 씨앗, 단단한 사탕, 팝콘, 견과류 등을 주지 않도록 함

영아(0~1세)의 안전 사고 - 출제빈도 ★★★★★★★

자동차 안전 : 유아용 카시트는 차 뒷자석에 설치, 2세까지 후방카시트
화상 : 목욕물 확인, 외출 시 자외선 차단제(6개월 이상)나 모자, 화장실 문 열어두지 않기
낙상(영아 사고 사망의 주요원인 1위) : 뒤집기, 기어 다니기 시작하므로 주의, 높은 곳에 아기를 혼자 두지 않음
질식예방
 - 원인 : 젤리, 슬라이스 핫도그, 딱딱한 사탕, 땅콩, 포도, 건포도, 껌, 끈 달린 인공 젖꼭지, 비닐봉지, 블라인드나 커튼 줄 주의
 - 수유 시 아기의 입에 우유병을 괸 채로 침대에 눕혀놓지 않도록 교육
 - 흡인, 질식으로 인한 청색증, 호흡곤란 증상을 보일 때 → 등두드리기와 흉부 압박

유아(1~3세)의 심리사회적 발달(대응기전) - 출제빈도 ★★★★★★★★★★

분노발작	- 독립심 형성이나 언어와 사고능력의 제한으로 자신의 감정을 표현할 수 없어 발생 - 소리를 지르기, 물건을 던지기, 자기 몸을 물어뜯고 머리를 흔들며 분노 표출 - 18개월~3세 때 가장 흔함 - 아동이 독립적으로 하려던 시도가 좌절됐을 때, 피곤할 때 긴장감의 정서적 표출 - 진정될 때까지 부모는 아무런 반응을 보이지 않고 무관심으로 대함, 일관적 태도, 자리 떠나지 않기
거부증	- 독립성의 표현. '아니', 소리 지르기, 차기, 때리기, 물기, 호흡 참기, 자율성의 정상적인 반응임 - 18개월~3세 - 자율성이 발달하는 과정이므로 아동이 선택할 수 있는 질문을 함
퇴행	- 전 발달단계의 행동양상으로 되돌아감 - 불편감, 스트레스(예 : 질병, 입원, 분리, 동생의 존재)에 대한 대응 - 일시적인 현상이므로 걱정하지 않도록 함, 퇴행 이전의 행동으로 돌아가길 강요하면 스트레스는 가중됨
분리불안	- 아동의 독립적 욕구가 강해져 엄마와 떨어져 있고 싶어 하지만, 엄마도 자신과 떨어져 있고 싶어 할까봐 겁냄 - 솔직한 설명, 일시적인 대체물 효과적, 퇴행이 나타나기도 함
의식화	친숙한 물건을 갖고, 행동함으로 자신감과 통제감을 느낌, 같은 컵이나 의자 사용, 자기 전 같은 동화책 읽기

유아(1~3세)의 대소변가리기 훈련 - 출제빈도 ★★★★★★

- 신체적, 정서적 준비가 되어야 시작
- 대변(12~18개월)을 먼저 가리고 소변(18~24개월)을 가림, 밤소변 보다 낮소변을 먼저 가림
- 성공할 때마다 충분히 칭찬, 스트레스시 퇴행이 나타남
- 유아용 변기 사용, 10~15분이면 충분

유아(1~3세)의 놀이 - 출제빈도 ★★★★★

평행놀이(또래 근처에서 놀지만 같이 놀지 않음), 모방놀이, 자기중심적 놀이, 장난감 : 밀고 당기는 장난감, 진흙, 모래, 비누거품, 큰 공, 모래놀이와 물놀이, 자동차, 트럭, 동물 인형

유아(1~3세)의 안전 - 출제빈도 ★★★★

- 자동차 안전 : 차 안에 혼자 두지 않기, 주차장이나 차 주변에서 조심
- 화재와 화상예방 : 연기 흡입 시 빠른 후두 부종으로 위험(기관 삽관 필요)
- 물놀이 : 화장실 문을 항상 닫기, 혼자 두어서는 안 됨
- 독극물 사고예방 : 독성 물질 보관했던 용기 재활용하지 않고 폐기, 약, 화장품, 가정용 화학제품 뚜껑 닫고 안전한 곳에 보관, 사고가 발생했을 때는 무엇을 먹었는지 확인하는 것이 중요(용기를 가져오도록 함)
- 낙상 예방 : 창문은 안전 장치, 침대는 보호용 울타리

학령기 아동(6~12세)의 신체적 성장과 발달 - 출제빈도 ★★★★

성장이 일정하고 안정적, 근육의 비율은 증가, 체지방률 감소한다.
급성장 시기 : 여아 10~12살, 남아 12~14살
성장통 호소
   - 근육통, 관절통이 주로 저녁에 발생, 수일~수개월간 증상이 없다가 재발 하며 양측성, 신체 활동과 관련
   - 중재 : 자연 소실(휴식으로 사라질 수 있음), 마사지, 온찜질, 스트레칭, 정서적 지지, 통증이 심한 경우 진통제 사용
폐와 폐포의 발달이 완성되어 호흡기계 감염이 줄어든다. 중이염 빈도 감소된다.
20개의 유치가 모두 빠지고 32개의 영구치 중 28개가 학령기에 나온다.
7세 : 시력, 안근조절, 색깔 구별의 완성, 신발끈, 단추, 지퍼 조작이 가능하다.
10세 : 림프조직의 급성장, IgA와 IgG가 성인수준에 도달, 뇌 크기의 성장 완성된다.

학령기 아동(6~12세)의 심리사회적 발달 - 출제빈도 ★★★★★★★★★

Erikson의 근면성 vs 열등감, 적절한 과제를 제공하고 성공적으로 달성하면 근면성 발달된다.
모든 목적 있는 활동으로 자신감과 자존감 발달된다.
※ 부모 중재 : 긍정적인 자아개념 발달을 위해 성취한 것을 인정해줌, 실수도 수용하고 책임을 격려한다.
친구와 학교생활 중심, 또래와 일치에 대한 욕구 증가, 사회적 민감성 증가, 학교 공포증이 발생하기도 한다.
- 등교 거부 : 학교생활의 극심한 정서적 스트레스로 잦은 결석, 학습 부진, 자퇴 등 발생한다.
   → 중재 : 증상이 단순하면 자녀를 신속히 학교로 보내고, 증상이 심각하다면 일정기간 동안 수업에 부분적으로 참여하거나 등교 방법에 변화 를 주면서 관찰, 등교에 대한 긍정적인 강화가 필요, 친구와의 접촉 격려, 교사의 협조 필요, 학교에 대한 긍정적 측면 부각이 도움된다.

- 학교 공포증 : 정신적 혹은 신체적 증상(복통, 두통, 오심, 구토) 호소, 신체증상이 학교가 아닌 곳에서는 나타나지 않는다. 학교생활에 대한 정확한 사정이 필요하다.

학령기 아동(6~12세)의 인지발달: 구체적 조작기(7~11세) - 출제빈도 ★★★★★

- 탈중심화 : 자신과 타인의 관점 차이 인식
- 가설을 세워 문제 해결을 효율적으로 해냄, 귀납적사고(초기), 연역적사고(후기)
- 가역성 : 사건의 과정을 정신적으로 거꾸로 되짚을 수 있음. 시간과 달력의 이해
- <u>보존개념</u> : 순서, 형태, 모양이 바뀌어도 사물의 특성은 변하지 않음을 이해 (예 : 모양의 변화가 양의 변화가 아님을 이해)
- 분류와 논리 : 사물의 특성에 따라 분류, 논리적 순서에 따라 배열, 유사점과 차이점을 구분, 유목개념(수집), 서열화
- 죽음의 개념 이해 : 보편적이고 피할 수 없는 것임을 인식
- 직관적 사고에서 논리적 사고로 전환, 문제해결 능력, 사고의 유연성, 과학적 사고

청소년(12~18세)의 2차 성징 - 출제빈도 ★★★★★★

남성의 성적성숙 (Tanner 5단계)	- 11~16세, 테스토스테론 분비로 인한 고환의 성장(가장 먼저 나타나는 변화) → 음경·고환·음낭이 커짐 → 음모 발달 → 목소리 변함(∵ 후두의 급성장), 땀샘 발달 → 여드름, 수염이 돋기 시작, 사정이 가능 - 체중급증시기와 키 성장 급증시기가 일치한다.
여성의 성적성숙	- 9~15세, 난소 기능의 첫 신호인 유방 봉우리(가장 먼저 나타나는 변화) → 음모가 나기 시작 → 초경 시작 → 액모, 땀샘 발달, 유두 돌출 → 임신 가능 - 신장 성장 급증시기가 체중 급증시기보다 6~9개월 빠르다. - 골반의 횡직경이 커진다. 질 분비물의 변화된다.

아동의 인지발달 수준에 따른 의사소통 - 출제빈도 ★★★★★★

영아기	- 천천히 접근하고 아기가 시간을 갖고 간호사를 알도록 짧게 자주 관계 형성(∵ 낯가림) - 낯가림으로 불안한 모습을 보일 때, 영아와 거리를 둔 채 어머니와 먼저 이야기 함
유아기	- 유아적 언어 사용, 좋아하는 장난감으로 편안하게 함. 절차 직전에 절차 준비 교육 시행 - 아동의 수용 정도를 파악하고 신중히 접근, 단호하고 직접적인 접근, 분노에 대한 무관심
학령전기	- 선택의 기회제공, 놀이이용, 인형 사용, 아동과 신뢰 관계 형성 (예 : "주사 맞을 때 따끔할 거야") - 오해할 수 있는 단어 사용을 피하고 협조에 대해 칭찬하기
학령기	- 사진, 책, 비디오 사용, 치료나 검사 준비를 위해 자신의 느낌을 표현하도록 하기 - 수술이나 절차를 구체적으로 설명 가능, 의사결정에 아동을 포함
청소년기	관심 분야를 대화하며, 개인적 욕구를 존중

미숙아 - 출제빈도 ★★★★★★

특징	- 얼굴 : 눈 돌출, 귀 연골 미약, 눈 사이 가까움, 정상아 보다 머리비율이 큼

	- 피부 : 솜털 많고 태지 거의 없음, 피하지방이 적음, 손바닥, 발바닥 주름이 거의 없음, 표피와 진피의 결합력 부족 및 각질층 미성숙으로 손상 받기 쉬움 - 관절이완, 늘어진 자세(신전), 스카프 징후(앙와위 상태에서 손을 잡고 목을 지나 반대쪽 어깨까지 당길 때 저항이 없음) - 생식기 : 여아(음핵 돌출, 대음순이 발달되어 있지 않음), 남아(고환이 서혜부나 복강내에 있음) - 무호흡, 간헐적 호흡, 과소환기 → 호흡성 산증(CO_2 ↑), 대사성 산증(HCO_3^- ↓) - 기침 반사 미약, 흡철반사, 연하반사가 약해 정맥공급, 위관영양 공급이 요구됨 - 철분저장이 매우 적음, 간기능 미성숙(황달), 감염가능성 높음

미숙아 간호	기도 확보 및 호흡유지
	체온 유지
	  - 보육기내 온도 유지(30~32℃), 실내 온도(24~26.7℃), 습도 유지(55~65%)
	  - 최소한의 목욕(∵ 수증기 증발에 의한 열손실), 주변 통풍 최소화(∵ 대류성 열손실)
	  - 아기와 접하는 모든 것의 표면을 미리 따뜻하게 유지(∵ 전도성 열손실)
	감염예방
	  - 교차 감염 예방 : 철저한 손 씻기
	  - 테이프, 전극, 소변주머니 제거할 때 피부 손상 위험성 주의
	  - 접촉주의가 요구되는 환아 : 개별 물품 사용, 보육기에 감염표식, 표준주의 지침 적용
	영양, 수분과 전해질 공급 : 적은 양의 모유를 위장관영양, 비경구영양 공급, 수유시에도 산소공급
	보육기 간호 : 매일 소독수 청소, 간호 및 처치는 한번에 모아서 시행, 보온이 된 후 신생아 이동
	발달지지 간호 : 불필요한 소음, 빛 자극을 줄임, 한 번에 한가지 자극만 제공, 손상과 피로 예방

고빌리루빈혈증 치료 및 간호 - 출제빈도 ★★★★

광선요법 : 빌리루빈 15mg/dl 이상 시, 피부의 간접빌리루빈을 체외로 배설
  - 기저귀만 채우고 탈의(∵ 남아 생식기 보호), 불투명 안대적용 (∵ 눈보호), 체위변경(∵ 골고루 적용)
  - 수분보충(∵ 불감성 수분 소실로 인한 탈수 예방)
  - 체온 감시(방사열을 생성하여 체온 상승 가능, 탈의로 인해 오한 가능)
  - 피부에 윤활용 오일이나 로션 바르지 않기
  - 모유수유로 인한 황달시 모유수유 일시 중지
  - 수유 시에는 광선요법의 중단, 교대시간마다 눈의 분비물이나 각막 자극에 대해 사정
제대 정맥을 이용한 교환수혈
알부민 투여(∵ 빌리루빈과 결합성 증가)

미숙아 괴사성 장염 - 출제빈도 ★★★

정의	미숙아(신생아)의 소장·대장에 발생하는 괴사성 장염이다.
원인	- 장기 미숙, 면역력 저하, 저산소증으로 장으로 가는 혈류가 부족한 경우에 발생한다. - 위장관 천공(복막염) → 합병증으로 신생아 괴사성 장염이 원인이 된다.
증상	담즙이 포함된 구토, 복부 비대, 소화력 저하, 혈변, 체온 저하, 청색증, 호흡곤란이 발생한다
치료 및 간호	즉시 금식, 비위관 흡인으로 감압, 수액공급, 항생제, 장 절제술을 한다.

설사 치료 및 간호 - 출제빈도 ★★★★★

- 원인균 판명될 때까지 격리, 철저한 손 씻기 및 배설물관리
- 체액 균형 감시하며 수분 공급(경구 재수화 용액, 실온 공급), 심한 탈수(설사)시 정맥 수액요법 시행
- 최소한의 수분섭취(빈번한 수유는 연동운동 유발), 필요시 금식
- 설사를 유발하는 음식 금지(꿀물, 과일쥬스)
- 인공젖꼭지, 편안한 체위, 회음부 간호, 체중측정
- 모유수유 지속, 조제유는 낮은 농도로 시작해서 서서히 정상 농도로 조정

장중첩증 - 출제빈도 ★★★★★

정의	장의 한 부분이 윗부분의 장 속으로 말려 들어간 질환으로 생후 6개월 정도의 건강하고 영양상태가 좋은 남아에게 흔함
진단	바륨 관장검사, 직장검사
임상증상	- 갑자기 심한 복통, 복부팽만, 우상복부에 소시지 모양의 덩어리 - 담즙 섞인 구토, 혈액과 점액이 섞인 젤리 모양의 혈변 - 창백
치료 및 간호	- 바륨관장 : 정수압을 이용하여 환원(금기: 기계적 폐쇄, 고열, 구토, 복막염, 쇼크) - 적절한 영양 공급과 배변 상태 확인 - 수술 : 감압 실패 시, 천공, 복막염 발생 시

혈우병 - 출제빈도 ★★★★

간호 중재	- 출혈예방 : 얼음팩, 탄력붕대, 진통제, 출혈부위 고정, 충분한 압박(10~15분), 아스피린 금지 - 권장운동(수영, 소프트볼, 달리기, 하이킹, 자전거타기), 외상방지 및 보호대 착용 - 통증시 아동의 안위 도모 - 정기적 건강검진 : 근육주사 또는 천자금지, 가능하면 구강투여 - 구강 위생 강조 - 치료 : 결핍된 응고인자 보충요법, 수혈

당뇨병 - 출제빈도 ★★★★★★

정의	췌장 내 랑게르한스섬에서 인슐린을 적절히 생산해내지 못하는 상태이다.
제1형 당뇨병 (인슐린 의존성, 소아형)	- 대부분 인슐린 형성 부족으로 인슐린 의존성, 20세 미만, 갑작스럽게 발병한다. - 비만과 큰 관련 없다.(자가면역반응) - 식이요법이나 경구용 혈당강하제 비효과적이다.
증상	- 다음, 다뇨, 다갈, 다식(4다) - 당뇨성 케톤산증 : 케톤뇨, 구토, 쿠스마울 호흡(깊고 빠른호흡), 호흡 시 아세톤 냄새, 혼수
간호	인슐린 투여방법 교육한다. - 인슐린이 일정하게 흡수되는 곳은 복부, 주사부위(상박, 복부, 대퇴, 둔부), 주사부위 이동(∵ 지방위축 예방)한다.

- 인슐린은 시원한 곳에 보관한다.
- 자가주사방법 교육 : 10세 이상, 성장 요구에 맞추어 인슐린 양과 칼로리 증가 필요한다.
- 창백, 발한, 혼수 등 저혈당 증상 관찰 시 → 신속히 흡수되기 쉬운 탄수화물 제공(사탕)
과식, 질병, 스트레스, 월경 시(사춘기 여아) 고혈당이 나타나므로 인슐린 주사량 증가한다.
규칙적 운동(∵ 혈당 조절 효과 강화), 혈당이 잘 조절되지 않는 경우 과격한 운동 제한(∵ 저혈당 발생 위험)한다.
식이 : 복합 탄수화물 섭취(∵ 혈당을 서서히 증가시킴), 하루 필요 처방 열량에 맞추어 6가지 기초 식품군에 속한 교환단위 음식을 자유롭게 선택한다.

신증후군 - 출제빈도 ★★★★★★

정의	신장의 사구체를 이루는 모세혈관의 이상으로 혈액 내 단백질이 신장으로 빠져나가 단백뇨, 저알부민혈증이 나타나는 질병
원인	원인불명, 남아에게 발병률이 약간 높음, 재발성
임상증상	사구체 모세혈관 투과성 증가, 4대 증상(단백뇨, 저알부민혈증, 부종(눈 : 아침, 발목과 발 : 오후), 고지혈증), 체중증가, 피로
치료 및 간호	※ 간호목표 : 무단백뇨, 부종을 최소화, 감염예방, 적절한 영양 유지, 대사 이상 교정 - Corticosteroid(prednisone) 투여(저렴, 효과적, 안전, 우선 적용, 단, 감염증상 은폐) → 부작용 : 체중과 식욕 증가, 혈압상승 - 면역억제제(부작용: 백혈구 감소, 남아의 경우 불임) - 이뇨제 사용(부작용: 저칼륨혈증) - 부종 감시를 위해 I&O 측정, 매일 같은 시간에 체중 측정, 소변검사 - 부종이 있는 피부는 깨끗이 건조, 체위변경 자주, 크레들 침대 - 조금씩, 자주 먹는 식습관, 저염식이

아동기 근골격의 특성 - 출제빈도 ★★★★

골단 성장판의 손상은 뼈의 약한 부위로 손상시, 성장방해
성인에 비해 두꺼운 골막으로 골절되어도 손상이 안 될 수 있음
성장 중인 뼈로 충분한 혈액이 공급되어 가골이 빨리 형성되고 치유가 빠름
뼈가 유연하여 한쪽 골막이 파열되고 한쪽은 휘어질 수 있음(선상 골절)
유형
 - 선상골절 : 생목골절, 압박 받은 쪽은 구부러지고 반대쪽은 부러지는 경우
 - 팽륜골절 : 충격이 가해졌을 때 벌어지고 융기되거나 튀어나오는 형태의 골절
 - 요곡골절 : 부러지기 전에 휘어지는 형태

뇌전증 치료 및 간호 - 출제빈도 ★★★★★★

항경련제(페니토인, 카바마제핀, 페노바비탈)는 보통 2~3년간 발작이 없을 때까지 계속 투여
약물을 갑자기 중단하지 않고 완치 때까지 점차 감소, 정확한 시간, 식간 투여, 혈액검사(간기능, 혈중농도)를 관찰하면서 투여

뇌전증 수술 적용
발작 시 우선적 간호
- 기도유지 : 분비물이 흡인되지 않도록 고개를 옆으로, 옷을 느슨하게 풀어줌, 몸을 옆으로 돌림, 발작 동안 아동을 붙잡지 않고 입안에 어떤 것(경구약 등)도 넣지 않음, 자극을 주지 않음
- 외상 방지 : 주위 위험한 물건 치워 둠
- 간질 발작이 5분 이상 지속되면 즉시 내원

열성경련 - 출제빈도 ★★★★

정의	급격한 체온상승으로 인한 일시적 발작
원인 및 특징	- 신경계 정상, 고열 시 체온상승으로 인함 - 남아 > 여아, 6개월~3년 흔함, 가족력 - <u>신경학적 손상 없음</u>, 주로 전신성 강직간대발작
간호	해열제 투여 : 경련 시 좌약 사용 → 약물 : 아세트아미노펜 투약, 바이러스 질환일 때 아스피린 투약 금지(Reye증후군 발생 우려) 발열 간호 : 미온수 목욕, 탈수 예방

이하선염(볼거리, mumps) - 출제빈도 ★★★★★

원인균	Paramyxovirus
전파 경로	직접접촉, 비말감염
임상증상	전구 증상(고열, 근육통, 두통, 권태감) 나타난 후 이하선 종창, 뇌척수막염, 고환염 합병증 가능하다.
전염기간	<u>종창시작 전·후에 전염력 강하다.</u>
치료 및 간호	대증요법, 격리(종창과 열이 가라 앉을 때까지)한다. - 고열과 통증완화 위해 해열진통제를 제공한다. - 자극 없는 부드러운 유동식 제공, 씹는 음식 피함, 신맛 제한(∵ 통증 유발)한다.

백일해(pertussis) - 출제빈도 ★★★★★

원인균	Bordetella pertussis
전파 경로	비인두물 직접 접촉감염, 비말감염(전염성 강함)
증상	- 카타르기(1~2주) : 콧물, 결막염, 눈물, 기침, 미열, 두통, 식욕부진, 전염성이 가장 강함 - 경해기(4~6주) : <u>발작적 기침</u>, 흡기 길어지고, 흡기 말에 '흡'하는 소리 남, 다량의 점성 가래 - 회복기(1~2주) : 기침을 여러 달 지속, 모든 간헐적인 호흡기 감염은 기침, 구토 동반
감염기간	발작 후 4주
치료 및 간호	격리, 기도유지, 습도유지, 수분섭취, 해열제, 합병증(기관지 폐렴) 예방, 항생제 (erythromycin 또는 ampicillin)

수두(chickenpox varicella) - 출제빈도 ★★★★

원인	Varicella-zoster virus
전파	직접접촉, 비말(공기)감염, 간접접촉
임상증상	미열, 심한 소양증을 동반한 발진, 반점 → 구진 → 수포 → 가피순으로 진행(몸통 시작 → 전신 퍼짐)
전염기간	발진 1일 전부터 <u>가피형성까지</u>(첫 수포 발생 6일 후)
치료 및 간호	격리(수포가 건조할 때까지), 항바이러스 제제 - <u>소양증 간호</u>(손톱 짧게, 칼라민 로션, 보습, 면제품 착용, 헐렁한 옷, 서늘한 환경) - 수포를 긁지 않게 하고, 터뜨리지 않음(∵ 전염, 상흔, 2차 감염 예방) - 해열제로 아세트아미노펜 사용(Reye syndrome 예방)

백혈병 치료 및 간호 - 출제빈도 ★★★★★★★★

진단	혈액검사(CBC), 혈액화학검사, 방사선검사, 골수검사(영아 : 전장골능과 경골, 아동 : 후장골능) - 헤모글로빈(Hb) : 12~14 g/dl, 10g/dl 이하일 때 빈혈 - 헤마토크릿(Hct) 평균 : 40%, 하한 : 35%(6-12세 참고 기준), 성인 남자 : 36~52%, 여자 : 36~48% - 백혈구수(WBC) : 4000~10000/㎣ - 혈소판 수 (PLT) : 15만~45만/㎣, 10만/㎣ 이하 시 출혈 위험, 2만/㎣ 이하 시 수혈 고려 - 절대호중구수(ANC) : 호중구는 백혈구의 60%를 차지, 백혈구수×호중구(%)/100 1000/㎣ 이하 시 감염 위험성
치료 및 간호	치료 : 항암화학요법, 조혈모세포 이식 - 항암화학요법: 암세포를 죽이기 위해 약제를 사용, 빠르게 분화하는 세포를 파괴 - 조혈모세포 이식: 고용량의 화학요법 이후 시행, 이식 후 철저한 감염예방관리 <u>감염예방</u> : 손 씻기를 철저히, 방문객 제한, 체온 하루 3회 이상 측정, 발한 시 이불 자주 교환 <u>출혈예방</u> : 근육주사 제한, 부드러운 칫솔 사용(치간 칫솔 금지), 직장체온 피함, 관장 금지 적절한 영양 공급 : 수분공급, 고열량, 고단백식이, 달고 기름진 음식, 고염식이, 강한 냄새가 나는 음식, 생야채와 생과일은 피하기 항암화학요법 부작용 간호 : 구내염(중재 - 생리식염수, 중탄산나트륨으로 입안을 헹굼), 탈모증, 영양문제, 오심과 구토는 화학요법의 부작용 또는 구토중추를 자극하여 일어남(진토제 투여) 조혈모세포 이식 부작용 발견 시 즉시 알리고 감염예방 관련해서 부모교육

MEMO

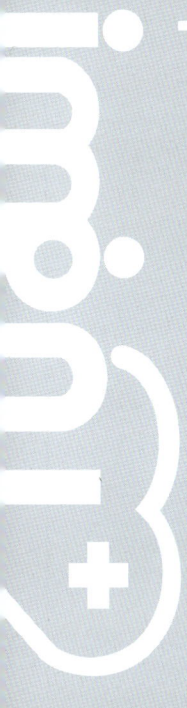

CHAPTER 1.

INTERNATIONAL MEDICAL
RESOURCE NETWORK

지역사회간호학

지역사회간호사의 역할 - 출제빈도 ★★★★★★★★★★★★★★★

역할	내용
직접간호 제공자 (direct care provider)	- 간호과정을 적용하여 간호문제를 해결한다. - 개인, 가족을 포함한 지역사회의 다양한 대상자 들의 요구를 파악 하고 필요한 간호를 제공한다.
교육자 (educator)	- 대상자의 교육요구를 사정하여 보건교육을 실시한다. - 대상자 스스로를 돌볼 수 있도록 건강에 관련된 습관, 건강증진 행위 등에 필요한 사항을 교육한다.
변화촉진자	- 동기부여에 조력하여 변화의 수행을 돕는다. - 대상자의 행동을 바람직한 방향으로 변화하도록 촉진한다. - 변화 상황에 작용하는 방해요인과 촉진요인을 확인한다. - 대상자의 건강에 대한 무관심한 상태를 분석하여 관심을 유도한다.
상담자 (counselor, consultant)	- 지역사회 주민의 건강문제에 대해 전문적인 지식과 기술을 기반으로 상담해준다. - 가족이나 개인 등 대상자가 자신의 건강문제를 유리한 방향으로 결정하도록 돕는다. - 대상자가 선택한 해결방법을 스스로 확인·평가하는 것을 돕는다.
자원의뢰자/알선자	- 대상자의 문제가 스스로 해결할 수 있는 범위에서 벗어난 경우 유용한 기관에 의뢰한다. - 대상자의 문제가 전문적인 조치를 필요로 한다고 인식되는 경우 의뢰 직전에 대상자의 상태를 한 번 더 확인하고 의뢰한다.
대변자/옹호자 (advocator)	- 간호대상자가 자신의 이익을 위한 활동을 할 수 있고 독립적으로 역할을 수행하도록 대변하거나 옹호한다. - 개인의 경우 대상자의 요구를 가족이나 다른 의료인 및 의료기관에 설명하여 대상자가 자신의 권리를 주장하도록 돕는 역할을 한다. - 지역사회의 개인이나 집단의 이익을 위해 행동하거나 그들의 입장에 서서 의견을 제시하는 역할을 수행한다. - 대상자가 마땅히 가져야 할 보건의료 수혜의 권리를 스스로 찾고 가질 수 있게 유용한 보건의료를 충분히 설명하고 안내한다.
조정자(coordinator)	- 조정이란 가능한 최대의 유효한 방법으로 대상자의 요구를 충족시키는 최선의 서비스를 조직하고 통합하는 과정을 말한다. - 조정이 가능한 최대의 유효한 방법으로 다른 요원과 대상자에 대한 정보를 교환한다.
사례관리자 (case manager)	- 사례관리자는 오래전부터 지역사회간호의 통합된 구성요소로 많은 대상자 중심의 역할을 함축하고 있는 포괄적인 역할이다. - 지역사회간호사는 지역사회의 다양한 보건의료서비스를 적합한 유형으로 연계시키는 관리자의 역할을 담당한다. - 미국사례관리협회는 사례관리를 "사정, 계획, 수행, 평가과정과 가능한 자원과의 의사소통을 이용하여 개인의 건강요구를 충족함으로써 질적 비용 효과를 높이는 사업에 협력하는 것"이라고 정의했다. - 사례관리의 원칙은 "개별성"이며 사례관리 대상자들의 특성 및 문제가 다양하기 때문에 각 대상자의 욕구와 환경에 맞도록 사례관리를 시행해야 한다.
연구자(Researcher)	- 문제를 발견하고 탐색하며 문제해결을 위한 방법을 제시하고 분석하는 역할을 담당한다. - 연구결과를 실무에 적용, 연구문제 확인, 연구결과를 보급한다.
협력자(collaborator)	- 다른 건강요원들과 원활한 의사소통을 하며, 공통적인 의사결정에 참여한다. - 대상자의 문제해결을 위한 공동활동에 참여한다.

보건의료전달체계(자유방임형) - 출제빈도 ★★★

특징	- 정부의 통제나 간섭의 최소화로 민간부문에 의하여 자율적 운영 - 소비자 스스로 판단하여 거의 무제한적으로 의료기관을 이용할 수 있는 체계 → 무제도의 제도 - 미국을 중심으로 독일, 프랑스, 일본, 한국 등
장점	- 의사와 의료기관에 대한 국민의 자유선택권 보장 - 공급자 측의 경쟁에 따른 보건의료서비스 수준의 향상
단점	- 의료수준과 자원의 불균형적인 분포에 따른 의료이용의 차별 - 의료자원의 비효율적인 활용과 중복에 따른 자원의 낭비

감염성 질환의 전파과정 차단 - 출제빈도 ★★★★

병원소의 제거	- 인간이 병원소인 감염병은 외과적인 수술이나 약물요법 치료로 환자나 보균자의 증상을 소멸시킨다. - 동물병원소의 병원체에 의해 감염되는 인수 공통 감염병은 감염된 동물을 제거함으로써 감염병의 전파를 예방할 수 있다. - 가장 바람직하며 영구적이고 근본적인 방법으로 볼 수 있다. (예 : 쯔쯔가무시증의 병원체가 인체로 침투하는 것을 막기 위해 작업 중 입었던 모든 옷을 세탁한다.)
병원소의 검역	- 환자나 보균자를 위험성이 없어질 때까지 격리시킨다. (예 : 유치원에서 수두 환아가 발생하였을 때 환아 및 환아와 접촉한 아동을 격리한다.) - 세균학적 검사를 시행한 결과 2회 이상 음성(-)이 나올 때까지 격리한다. - 검역 감염병 접촉자 또는 검역감염병 위험요인에 노출된 사람의 감시 또는 격리 기간은 보건복지부령으로 정하는 해당 검역감염병의 최대 잠복기간을 초과할 수 없다.
감염력의 감소	- 개방성 결핵 환자 : 환자 치료를 통한 결핵균 감소 또는 소멸 - 매독 환자 : 항생제 주사, 감염자와의 성적 접촉 주의
환경위생 관리	- 전파체 관리 : 모기 등 유충, 성충 구제, 기생충 구제 - 음료수 관리 : 분료로부터 오염 유의 - 식품관리 : 식품 보존, 가열 - 소독관리 : 물리적, 화학적 방법으로 병원체를 파괴

특이도 - 출제빈도 ★★★

- 질환에 걸리지 않은 사람에게 검사를 통해 음성으로 진단하여 질병이 없다고 확진할 수 있는 확률을 의미한다.
- 특이도가 낮으면 수검자에게 불필요한 걱정과 비용이 발생하는 다음 단계의 검사를 유도할 수 있다.
- 특이도 = (검사 음성수/환자가 아닌 사람수) × 100 = {d/(b+d)} × 100

역학적 연구방법 - 출제빈도 ★★★

기술역학 (descriptive epidemiology)	- 건강과 건강 관련 상황이 발생했을 때 있는 그대로의 상황을 기술하기 위해 관찰을 기록하는 연구방법이다. - 기술역학의 주요한 세 변수는 사람, 장소, 시간이다. - 질병분포 발생현상 및 차이를 인적·지역적·시간적 특성 등으로 서술한다.

단면연구 (cross-sectional study)	- 단면조사연구는 일정한 인구집단을 대상으로 특정한 시점이나 일정한 기간 내에 질병을 조사하는 것이다. - 각 질병과 그 인구집단과의 관련성을 보는 방법으로 상관관계 연구(correlation study)라고도 한다. - 대상 집단의 특정 질병에 대한 유병률을 알아낼 수 있어 유병률 연구(prevalence study)라고도 한다.
환자-대조군 연구 (case-control study)	- 질병에 이환된 환자군과 질병이 없는 대조군을 선정하여 질병발생과 관련이 있다고 의심되는 요인들과 질병발생의 원인관계를 규명하는 연구방법이다. - 현재 질병이 있는 환자군이 과거에 어떤 요인에 노출되었는지를 조사하는 것으로 후향성 연구(retrospective study)라고도 한다.
코호트 연구 (cohort study)	연구하고자 하는 질병(또는 사건)이 발생하기 전에 연구대상에 대하여 원인으로 의심되는 요인들을 조사해 놓고 장기간 관찰한 후, 발생한 질병의 크기와 의심되는 요인의 상관성을 비교위험도로 제시하는 연구이다. 코호트(cohort)는 같은 특성을 가진 인구집단을 의미하며 현시점을 기준으로 앞으로의 결과를 검토하는 것으로 전향성 연구(prospective study)라고도 한다. 후향적 코호트 연구 - 코호트 연구의 다른 방법으로 질병이 발생하기 전에 수집된 자료를 바탕으로 관찰하고자 하는 질병을 연구하는 것이다. - 관찰 시작과 폭로, 질병의 시간적 관계는 환자-대조군 연구와 같이 후향성이지만, 관찰 방법은 코호트적으로 하는 것이다.

자료수집 종류 - 출제빈도 ★★★★★

직접 자료수집 (1차 자료)	- 차창 밖 조사 : 지역사회를 두루 다니며 지역사회의 특성을 관찰하는 방법 - 정보원 면담 : 지역사회의 공식·비공식 지역지도자의 면담을 통해 자료를 수집하는 방법 - 설문지 조사 : 대상자의 가정, 시설 및 기관 등을 찾아가 대상자와 직접 면담하여 자료를 얻는 방법 - 참여관찰 : 해당 지역에서 진행되는 행사에 직접 참여하여 관찰하는 방법
기존 자료수집 (2차 자료)	공공기관의 보고서, 인구센서스, 생정통계자료, 공식적인 통계자료 등 지역사회의 문제를 규명하기 위한 경제적이며 효율적인 자료수집방법

지역사회간호진단의 우선순위 - 출제빈도 ★★★★★

BPRS (Basic Priority Rating System)	- 보건사업의 우선순위 결정기준으로 보건소 등에서 가장 널리 사용되는 방법이다. - BPRS의 공식= (A+2B) x C A: 건강문제의 크기/ B: 건강문제의 심각도/ C: 보건사업의 효과성
PATCH	미국의 질병관리본부가 지역보건요원의 보건사업 기획 지침서로 개발한 기준으로, "중요성"과 "변화가능성"을 건강문제의 우선순위를 결정하는 두 가지 기준으로 사용 - PATCH의 기획과정 지역사회조직화-자료수집 및 자료분석- 우선순위 설정-포괄적인 중재계획 개발-평가 - 중요성 : 중요성의 평가기준은 첫째, 건강문제가 얼마나 자주 발생하는가를 유병률, 발병률 등으로 평가하고 둘째, 해당 건강문제가 지역의 건강수준에 얼마나 심각한 영향을 미치는 가를 해당 질병으로 인한 사망률, 장애발생률, 치명률 등으로 평가

	- 변화가능성 : 변화가능성은 건강문제가 얼마나 유연하게 변화될 수 있는가를 평가하는 기준으로, 과학적 근거에 의해 건강문제의 변화가능성을 측정해야 한다.
PEARL	사업의 실행가능성 등을 확인하기 위해 BPRS의 보조지표로 사용되기도 한다.
NIBP	캐나다 Metropolitan Toronto District Health Council(MTDHC)이 개발한 보건사업 기획방법으로 건강문제의 크기(need)와 해결을 위한 방법의 효과(impact)를 기준으로 우선순위를 평가한다.
MAPP	전략기획과 공공-민간 협력을 통한 건강증진전략으로 NACCHO(미국 지역보건 공무원협의회)가 제안한 포괄적인 보건사업 수행방안이다.
John Bryant's Method	보건문제의 크기(유병률), 보건문제의 심각도(문제의 심각도), 지역사회관심도(주민의 관심도), 보건문제의 관리가능성(사업의 기술적 해결가능성)을 건강문제의 우선순위를 결정하는 기준으로 사용한다.
황금다이아몬드 모델	미국 메릴랜드 주에서 보건지표의 상대적 크기와 변화의 경향(trend)을 이용하여 우선순위를 결정하는 방법으로, 상대적 결정기준에 해당한다.

투입-산출 모형(사업과정)에 따른 평가의 유형 - 출제빈도 ★★★

구조평가	사업에 투입(input)되는 자원이 충분하고 적절한지를 평가하는 것을 구조평가라 한다. 여기에는 인력의 양적 충분성과 질적 전문성, 시설 및 장비의 적절성, 사업정보의 적정성 등에 대한 평가가 포함된다.
과정평가	과정평가를 통해 평가하는 내용은 목표 대비 사업의 진행 정도, 자원의 적절성과 사업의 효율성 정도, 사업 이용자 특성, 사업전략 및 활동의 적합성과 제공된 서비스의 질 등이다.
결과평가	결과평가는 사업의 종료 시 사업효과를 측정하기 위한 것이다.

체계모형에 따른 평가범주 - 출제빈도 ★★★

투입자원 (투입) 평가	사업에 투입된 노력은 재정적 예산보다 투입된 인력의 동원 횟수, 방문 횟수를 의미하며 인적 자원의 소비량과 물적 자원의 소비량을 산출하여 효율과 효과에 대한 평가를 한다. 보건교육사업에 들어간 재정적 예산, 보건교육 요원 수, 지역사회의 자원봉사자 수, 요원이 제공한 시간 등이다.
사업진행 (과정, 변환) 평가	계획단계에서 마련된 수단 및 방법을 통해 집행계획을 수립한 것을 기준으로 하여 내용 및 일정에 맞도록 수행되었는지를 파악한다.
목표의 달성정도 (사업의 성취도) 평가	설정된 목표가 기간 내에 어느 정도 성취되었는지를 파악한다. (예 : 보건진료전담공무원이 고혈압을 진단받은 지역주민에게 규칙적 운동과 식이 조절, 투약 방법을 교육한 후 일상생활에서의 실천 정도를 평가하고자 할 때 자기감시법을 적용한다.)
사업 효율성 (산출/투입) 평가	사업의 효율에 대한 평가는 사업을 수행하는 데 투입된 노력, 즉 인적·물적 자원 등을 비용으로 환산하여 그 사업의 단위 목표량에 대한 투입된 비용이 어느 정도인지를 산출한다. 최소의 비용으로 최대의 효과를 얻는 것이 가장 바람직하다.
사업 적합성 (적절성) 평가	사업의 적합성은 투입된 노력에 대한 결과, 즉 모든 사업의 실적을 산출하고 그 산출한 자료로 지역사회 요구량과의 비율을 계산한다.

	- 사업의 적합성에 대한 평가는 "지역진단 결과와 사업목표 달성 수준 간의 비교"라고 표현할 수 있다. - A지역에서 당뇨병 교육을 실시하였는데, 교육실시 결과 지역 내 당뇨병 교육이 필요한 전체 대상자 중 10%만 교육을 받았다면 추가적인 교육이 필요한 것으로 평가되며, 이것은 사업의 적합성에 대한 평가로 볼 수 있다.

건강권과 건강형평성 - 출제빈도 ★★★★

건강권	- 건강권은 국민이 건강하게 살아갈 국민의 기본적인 생존 권리로서의 건강이라는 개념을 갖는다. - <u>필요할 때 건강서비스에 접근하여 서비스를 이용할 수 있어야 한다.</u>
건강형평성	- 누구나 차별 없이 보건의료서비스의 혜택을 누리는 것이다. - 보건의료형평성은 의료자원 배분의 형평성을 의미하며, 건강형평성은 건강수준 차이에 중점을 둔다. - 사회경제적 수준이 다른 인구집단 간에 건강측면에서 수정 가능한 격차가 없는 상태를 의미한다
건강불평등	건강상태가 상대적으로 다른 것을 의미한다. 소득과 교육 및 직업 등에 사회경제적 위치에 따라 건강상의 차이가 발생하는 것이다. 화이트헤드(Whitehead) - 불필요하고 회피가능하며, 공정하지 않은 건강상의 차이를 의미한다. - 건강생태나 물질적 요인만으로는 건강불평등을 설명할 수 없다. 사회심리적 요인의 중요성을 강조하였다.

다문화 가족 문제 - 출제빈도 ★★★★

다문화 간호사정 모델 (Giger와 Davidhizar)	문화 간호사정 모델의 메타패러다임 다문화 간호 - 간호사는 모든 개인은 문화적으로 독특하다는 전제에 예외를 두면 안 된다. - 간호사 자신의 문화적 독특성과 세계관을 대상자에게 투사해서는 안 된다. - 간호사 자신의 문화적 신념과 가치를 대상자의 신념과 가치와 분리하기 위해서 세심하게 주의해야 한다. - 문화적으로 민감한 간호를 하기 위해서 개인은 여러 세대에 걸쳐서 학습하고 전수받은 경험, 신념과 가치의 산물이며 독특하다는 것을 기억해야 한다.
다문화 가족 간호중재	언어적응 : 읍·면·동 단위에서 이루어지는 다문화가족 지원센터, 지역문화 복지센터와 연계한다. 문화적응 : 여성결혼이민자의 고유문화 유지 및 모국에 대한 자부심과 문화정체감을 바탕으로 새로운 한국의 문화를 받아들일 수 있도록 돕는다. 결혼적응 및 자녀 양육 - 여성결혼이민자의 결혼적응을 위하여 남편과 가족의 지지를 적극적으로 끌어내야 한다. - 여성결혼이민자의 결혼적응을 향상시키기 위하여 종교단체나 자조집단, 멘토 등의 비공식적인 네트워크 또는 비영리단체와 정부단체와의 연계를 통한 지원 시스템이 구축되어야 한다. - <u>지역사회간호사가 영아를 둔 다문화 여성을 대상으로 고형식에 대해 교육하려고 할 때는 문화적 차이점을 확인하기 위해 출신국과 한국의 음식 문화에 대한 사정을 해야 한다.</u> - 다문화 가족을 대상으로 간호계획 시 문화에 따라 건강의 의미와 건강에 대한 태도가 다르다는 것을 이해하고 적용한다.

가정방문활동 – 출제빈도 ★★★★★★★★

가정방문활동의 우선순위	– 개인보다는 집단을, 건강한 인구집단보다는 취약한 인구집단을 우선으로 한다. – 일반적으로 감염성 질환을 우선으로 해야 하나, 하루에 여러 곳을 방문해야 할 경우에는 비감염성 질환자 또는 면역력이 낮은 집단 대상자부터 우선 방문한다. – 급성질환과 만성질환일 때는 급성질환을 우선으로 한다. 그러나, 하루에 여러 곳의 가정을 방문해야 하는 경우에는 급성질환이더라도 그것이 감염성 질환인 경우에는 감염의 우려가 있기 때문에 나중에 방문해야 한다. – 문제가 있는 대상자와 의심이 가는 대상자 중 의심이 가는 대상자를 우선으로 한다. – 대상자의 생활수준과 교육수준이 낮을수록 취약하므로 우선순위가 높다.
가정방문활동 과정	방문 전 활동 – 대상자와 가족을 원활히 이해하도록 기록부나 상담일지를 확인하고, 가족에 관한 정보를 알고 있는 기관이나 다른 보건요원들과의 토의를 통해 자료를 수집하며 구체적인 간호계획을 세운다. – 방문자에게 연락하여 위치를 확인하고 방문 가능한 날짜와 시간을 조정한다. – 기록지, 기구 및 약품, 검사 및 측정기구, 각종 용품 등 방문가방을 준비한다. – 방문에 필요한 교통수단을 알아보고 방문 행선지와 목적, 출발시간 및 돌아올 시간을 다른 보건요원들에게 보고하고 명확히 기재해 둔다. 방문 중 활동 – 시도단계 : 자신의 이름과 소속을 밝히고 방문목적을 충분히 설명하여서 대상자에게 관심을 표명하고 신뢰관계를 형성한다. 방문 목적을 토의하여 대상자의 요구파악을 위해서 주의 깊은 관찰과 적절한 질의 응답을 하고 신체적 문제뿐만 아니라 환경적·사회적·경제적·교육적 측면의 문제를 포괄적으로 확인한다. – 중재단계 : 가족 및 지역사회 자원을 최대한 활용하여 적절한 간호계획을 대상자와 함께 세운다. – 종결단계 : 방문목적을 요약하여 대상자와 가족이 이해하기 쉽도록 충분히 설명하여 정확하고 효과적인 방법으로 간호서비스를 제공한다. 방문 후 활동 – 방문활동에서 확인된 대상자의 특징, 건강문제 및 앞으로의 계획 등을 기록으로 남기고 방문가방의 약물과 물품을 정리한다. – 의뢰가 필요한 대상자의 경우에는 의뢰해야 할 기관에 연락을 취하고 추후관리가 필요하면 추후관리 대상자 카드를 작성한다. – 방문활동의 진행과정, 간호수행의 적합성, 목표달성 정도 등을 평가하고 반영한다. (예 : 보건소 방문간호사가 고혈압이 있는 독거노인의 가정을 방문하여, 복용하지 않아서 그대로 남아있는 고혈압 약을 발견하였다. 혈압이 140/100 mmHg로 측정되었다면 약물복용 여부를 자주 확인하고 교육한다. – 다른 보건요원이나 상급자에게 가정방문 결과를 구두 또는 서면으로 보고한다.

자원의 활용 및 의뢰활동 – 출제빈도 ★★★★★

가족과 지역사회 자원	– 인적 자원 : 가족과 지역사회 안에서 활용 가능한 인적 자원을 찾거나, 간호할 수 있는 가족구성원을 찾아서 교육시킨다. – 물리적 자원 : 주민의 건강관리를 위하여 적절한 건물, 시설, 도구, 기구, 자료 및 물리적 환경 자원을 의미한다.

	- 사회적 자원 : 가족 및 지역사회의 건강에 대한 지식과 기술수준 및 지역사회 및 가족의 조직과 건강에 대한 가치관 등이 자원으로 활용된다. (예 : 치매환자 가족이 그들의 지식과 기술을 변화시키고자 자조모임에 참석하는 것) - 경제적 자원 : 지역사회간호사업에 필요한 가족 및 지역사회의 경제적 자원은 건강문제의 종류, 지역사회 내 기존 시설 이용 가능 여부, 총수입, 재정적 책임 등에 따라 다르다.

지역사회 조직화와 주민참여 - 출제빈도 ★★★★

주민참여형태	- 동원단계 : 주민의 자발적 참여도가 아주 낮은 상태로 형식적이고 강요된 참여 형태이다. - 협조단계 : 주민의 참여를 유도하나 보건사업의 계획과 조정과정이 제공자 측에 의해 독점되는 상태이다. - 협력단계 : 협조단계보다는 강제성이 약화된 주민참여 형태로 설득방식에 의한 주민참여가 강조되는 단계로 보건사업의 계획과 조정과정에서 주민들의 의사가 반영되도록 하는 상태이다. - 개입단계 : 주민측에서 개발사업 과정이 공개되기를 주장하고 의사결정에 개입하려 하는 형태이다. - 주도단계 : 주민의 주도적 접근이 최고조에 해당하는 형태로 주민 스스로 자주적인 관리를 강조하는 것이다.

PRECEDE-PROCEED 모형 - 출제빈도 ★★★

PRECEDE 과정은 보건교육사업의 우선순위결정 및 목적설정을 보여주는 진단단계이며, PROCEDE 과정은 정책수립 및 보건교육 사업 수행과 사업평가에서의 대상 및 기준을 제시하는 건강증진 계획의 개발단계이다.

사회적 진단(1단계) : 지역사회 주민의 삶의 질에 영향을 미치는 사회적 요인을 규명하는 단계이다.

역학적 진단, 행위 및 환경적 진단(2단계) : 사회적 진단 단계에서 규명된 삶의 질에 영향을 미치는 구체적인 건강문제를 재조명하고, 건강문제들에 순위를 결정하여 부족한 자원과 사용할 가치가 있는 건강문제를 확인하여, 건강문제와 원인적으로 연결되어 있는 건강관련 행위와 환경요인을 규명하는 단계이다.

교육 및 조직적 또는 생태학적 진단(3단계)
- 성향요인(Predisposing factors) : 건강행위의 근거나 동기를 제공하는 인지적·정서적 요인으로 지식, 태도, 신념가치, 자기효능 등이 있고 중재전략을 세우거나 보건교육 계획에 매우 유용하다.
- 촉진요인(Enabling factors) : 개인이나 조직의 건강행위 수행을 가능하게 도와주는 요인으로 보건의료 및 지역사회 자원의 이용 가능성, 접근성, 시간적 여유 제공성과 개인의 기술, 개인의 자원 및 지역사회 자원 등이다.
- 강화요인(Reinforcing factors) : 보상, 칭찬, 처벌 등과 같이 행위가 지속되거나 없어지게 하는 요인으로 사회적 유익성, 신체적 유익성, 대리보상, 사회적 지지, 친구의 영향, 충고, 보건의료제공자에 의한 긍정적·부정적 반응 등이 있다.

범이론적 모형(Transtheoretical Model) - 출제빈도 ★★★★★★

범이론적 모형은 행위변화과정과 행위변화단계를 핵심으로 개인·집단이 문제행위를 어떻게 수정하고 긍정적 행위를 선택하는가에 대한 행위변화를 설명하는 이론이다.

행위변화는 단번에 이루어지는 것이 아니라 일정한 기간을 거치면서 일어나게 된다.
- 무관심단계(계획 전 단계) : 6개월 이내에 행동변화의 의지가 없는 단계이다.
- 관심단계(계획단계) : 문제를 인식하고 6개월 이내에 문제를 해결하고자 하는 의도는 있고 구체적인 계획은 없다.
- 준비단계 : 행위변화 의도와 행동을 결합시킨 단계로 1개월 내에 건강행동을 하겠다는 의도가 있다.
- 실행단계 : 행동시작 후 6개월 이내로 행동변화가 실행되는 단계이다.
- 유지단계 : 실행단계에서 시작한 행위변화 를 최소 6개월 이상 지속하여 생활의 일부분으로 정착하는 단계이다.

제5차 국민건강증진종합계획(Health Plan 2030) - 출제빈도 ★★★

비전 : 모든 사람이 평생건강을 누리는 사회
- 모든 사람 : 성, 계층, 지역 간 건강형평성을 확보, 적용 대상을 모든 사람으로 확대
- 평생 건강을 누리는 사회 : 출생부터 노년까지 전 생애주기에 걸친 건강권 보장, 정부를 포함한 사회 전체를 포괄

목표 : 건강수명 연장과 건강형평성 제고
- 건강수명 : '30년까지 건강수명 73.3세 달성('18. 70.4세 → '30. 73.3세)
- 건강형평성 : 건강수명의 소득 간, 지역 간 형평성 확보
  → 소득 : 소득수준 상위 20%의 건강수명과 소득수준 하위 20%의 건강수명 격차를 7.6세 이하로 낮춘다
  → 지역 : 건강수명 상위 20% 해당 지자체의 건강수명과 하위 20% 해당 지자체의 건강수명의 격차를 2.9세 이하로 낮춘다

국민건강증진종합계획 수립-추진-평가 전 과정에 걸쳐 다음과 같은 원칙을 따른다.
- 국가와 지역사회의 모든 정책 수립에 건강을 우선적으로 반영한다.
- 보편적인 건강수준의 향상과 건강형평성 제고를 함께 추진한다.
- 모든 생애과정과 생활터에 적용하고 건강친화적인 환경을 구축한다.
- 누구나 참여하여 함께 만들고 누릴 수 있도록 하고 관련된 모든 부문을 연계하고 협력한다.

보건교육 요구의 4가지 유형(Bradshaw) - 출제빈도 ★★★★★

- 규범적 요구 : <u>보건의료전문가에 의해 정의되는 요구</u>
- 내면적 요구 : 언행으로 드러나지는 않으나 학습자가 바라는 대로 정의되는 요구
- 외향적 요구 : 자신의 건강문제를 다른 사람에게 호소하거나 행동으로 나타내는 요구
- 상대적 요구 : 다른 대상자와의 비교를 통해 나타나는 요구

보건교육방법 - 출제빈도 ★★★★★★★★★★★

강의 (강연회, lecture)	교육자가 학습자에게 학습내용을 직접 언어로 전달하는 가장 전통적이고 보편적인 교육방법으로 지식을 주입하는 데 적절하다. 주로 대상자가 교육주제에 대한 기본 지식이 없을 때 많이 이용되는 교수 주도의 교육방법이며 짧은 시간에 많은 양의 지식을 전달할 수 있고 긴장감이 다른 교육방법보다 적다.

토의
(discussion)
	공동학습의 한 형태로 대상자들이 서로 의견을 교환하고 함께 생각하여 문제를 해결할 수 있도록 도와주는 방법으로 정의적 영역인 태도학습에 효과적인 방법이다.
	- 배심토의(패널 토의, panel discussion)
	  → 집단의 구성원이 많아서 모두 토론에 참가하기 곤란한 경우 사전에 충분한 지식을 가진 사람 중 선정된 각기 상반되는 의견을 가진 전문가 4~7명이 사회자의 안내에 따라 청중 앞에서 토의를 진행하는 방법이다. <u>타인의 의견을 듣고 비판하는 능력이 배양된다.</u>
	  → 정해진 시간 동안 전문가 들이 발표한 후 청중과 질의응답으로 전체 토의가 진행된다.
	- 심포지엄(symposium)
	  → 동일한 주제에 대해 전문적인 지식을 가진 전문가 2~5명을 초청하여 각자 10~15분씩 의견을 발표하게 한 후 발표 내용을 중심으로 사회자가 청중을 공개 토론 형식으로 참여시키는 방법이다.
	  → 사회자는 이 분야의 최고 전문가이어야 하고 사회자는 연사 전원의 강연이 끝나면 내용을 짧게 요약해서 질문, 답변 또는 토론이 적당히 진행되게 한다.

- 분단토의(buzz session, 와글와글 학습법, 6.6 토의)
  → 전체를 몇 개 분단으로 나누어서 토의를 하게 하고 다시 전체 회의에서 종합하는 방법을 말한다.
  → 각 분단은 6~8명이 알맞으며 상호 의견을 교환한 후에는 전체 의견을 종합하여 전체적으로 보고하도록 한다.
- 집단토론(group discussion)
  → 참가자들이 특정 주제에 대하여 자유롭게 상호의견을 교환하고 결론을 내리는 방법을 말한다.
  → 효과적인 토론을 위해서는 참가자 모두 토론의 목적을 이해하고 참여하여야 하므로 참가자 수가 많을수록 토론의 참여 기회가 적어지므로 참가자는 10명 내외가 적당하다.
- 브레인스토밍(brainstorming)
  → '묘안 착상법' 또는 '팝콘회의'라고도 하며 번개처럼 떠오르는 기발한 생각이라는 뜻을 내포하고 있다.
  → 구성원이 가능한 많은 아이디에 기록하여 목록화하고 가장 최상의 아이디어를 선택하는 방법이다.
  → 모든 구성원이 자유로운 분위기에서 우수하고 다양한 의견이 나올 수 있도록 유도할 수 있는 사회자를 정하는 것이 중요하며, 비판을 금지하도록 한다.
- 포럼(forum) : 포럼은 토론자의 의견 발표 후 질문이 이어진다는 점에서 심포지엄과 비슷하다고 할 수 있으나 토론자 간 혹은 청중과 토론자 간에 적극적이고 활발한 토론이 이루어져 합의가 형성된다는 점에서 다소 차이가 있다.
- 세미나(seminar) : 세미나는 토론 구성원이 해당 주제에 관한 전문가나 연구자로 이루어졌을 때 주제 발표자가 먼저 발표를 하고, 토론 참가자들이 이에 대해 토론하는 방법이다.
- 프로젝트(project)
  → 실제 상황 속에서 목적을 달성하기 위하여 수행하는 활동을 의미한다. 목표달성을 위해 대상자 스스로 계획하고 자료를 수집하고 수행하게 하여 지식, 태도, 기술을 포괄적으로 습득하게 한다.
  → 대상자 자신이 계획하고 실시하므로 학습에 대한 동기유발이 용이하고 자주성과 책임감이 개발된다.
  → 의존적이고 수동적인 학습에 익숙한 사람은 시간과 노력만 낭비하는 결과 를 초래하고 목표를 제대로 달성하는 것이 쉽지 않다.
- 시범(demonstration)
  → 이론과 함께 시각적으로 볼 수 있는 모든 실물을 사용하거나 실제 장면을 만들어내어 교육자가 직접 수행하면서 지도하는 교육방법으로, 심리운동 영역인 기술교육에 적합한 방법이다.
  → 교육자가 전 과정을 천천히 실시해 보임으로써 대상자들이 기술을 습득할 수 있도록 한다. 보건사업에서 가장 많이 쓰이는 방법으로, 교육의 가장 오래된 형태이며 현실적으로 실천 가능한 효과적인 방법이다.
- 시뮬레이션(Simulation)
  → 복잡한 문제를 해석하기 위하여 모델에 의한 실험 또는 사회현상 등을 해결하기 위하여 실제와 비슷한 상태를 수식 등으로 만들어 모의적인 연산을 되풀이하여 그 특성을 파악하는 일로 실제 또는 가상의 동적 시스템모형을 컴퓨터를 사용하여 연구하는 것을 말하며 모의실험 또는 모사라고도 한다.
  → 보건교사가 초등학생을 대상으로 지진, 홍수, 해일 등 다양한 자연 재난상황에서의 대처법을 훈련하고자 할 때 사용하는 방법이다.

보건교육 평가시점에 따른 분류 - 출제빈도 ★★★★

진단평가	- 사전평가라고도 하며 대상자들의 교육에 대한 이해 정도를 파악하고, 교육계획을 수립할 때 무엇을 교육할지를 알아보기 위해 실시한다. - 진단평가를 통해 대상자의 지식수준, 태도, 흥미, 동기, 준비도 등을 파악할 수 있고, 어떤 내용의 교육이 필요한지를 알 수 있다.
형성평가	- 교육이 진행되는 동안 주기적으로 학습의 진행 정도를 파악하여 교육방법이나 내용을 향상시키기 위해 실시한다. - 형성평가의 목적이 중간목표 도달 여부를 점검함으로써 학습에 영향을 주는 요인을 발견하여 교육목표에 도달하도록 하는 것이므로, 이를 위한 목표설정은 최저의 성취수준으로 해야 한다.
총괄평가	- 일정한 교육이 끝난 후에 목표도달 여부를 알아보는 평가이다. - 평가에서 대상자의 참여는 매우 중요하며 자신의 능력과 교육방법과 교육과정을 대상자가 평가함으로써 교사와 대상자 간에 동등한 관계로 존중받았다는 느낌을 갖게 되며 스스로 평가할 수 있는 자신감을 갖게 된다.

일차보건의료의 핵심적 특성(WHO가 제시한 것) - 출제빈도 ★★★★★

접근성 (Accessible)	지역적·지리적·경제적·사회적으로 지역주민이 이용하는 데 차별이 있어서는 안 되며 개인이나 가족 단위의 모든 주민이 시간적으로나 장소적으로 보건의료서비스를 쉽게 이용할 수 있어야 한다.
수용가능성 (Acceptable)	주민이 수용할 수 있는 건강문제 해결을 위한 접근으로 지역사회가 쉽게 받아 들일 수 있는 방법으로 사업을 제공하여야 한다.
주민참여 (Available)	일차보건의료는 지역사회개발정책의 일환으로, 이를 위해서는 지역 내의 보건의료 발전을 위한 지역주민의 참여가 무엇보다도 중요하다.
지불부담능력 (Affordable)	보건의료사업은 국가나 지역사회가 재정적으로 부담할 수 있는 방법으로 지역사회의 지불능력에 맞는 보건의료수가로 제공되어야 한다.

가족생활주기별 건강 관련 발달과업 : 듀발(E. Duvall) - 출제빈도 ★★★★★★★★★★

단계	기간	발달과업
신혼기	결혼에서 첫 자녀 출생 전까지	- 결혼에 적응 - 친척에 대한 이해와 관계 수립 - 자녀 출생에 대비 - 생활수준 향상 - 밀접한 부부관계의 수립, 가족계획, 성적 양립성, 독립성과 의존성의 조화
양육기 (출산기)	첫 자녀의 출생~30개월	- 부모의 역할과 기능 - 각 가족구성원의 갈등이 되는 역할의 조정 - 산아 제한, 임신, 자녀양육 문제에 대한 배우자 간의 동의
학령전기 가족	첫 자녀가 30개월~6세	- 자녀들의 사회화 교육 및 영양관리 - 안정된 결혼(부부) 관계의 유지 - 자녀들의 경쟁 및 불균형된 자녀와의 관계 대처

학령기 가족	첫 자녀가 6~13세	- 자녀들의 사회화 - 가정의 전통과 관습의 전승 - 학업성취의 증진 - 만족스러운 부부관계의 유지 - 가족 내 규칙과 규범의 확립
청소년기 가족	첫 자녀가 13~19세	- 안정된 결혼관계 유지 - 10대의 자유와 책임의 균형을 맞춤 - 자녀들의 성문제 대처 - 직업(수입)의 안정화 - 세대 간의 충돌 대처 - 자녀의 출가에 대처 - 자녀들의 독립성 증가에 따른 자유와 책임의 조화
진수기 가족	자녀들이 집을 떠나는 단계	- (부부)관계의 재조정 - 자녀들의 출가에 따른 부모의 역할 적응 - 늙어가는 부모들의 지지 - 새로운 흥미의 개발과 참여
중년기 가족	자녀들이 출가 후 은퇴할 때 까지	- 경제적 풍요 - 부부관계의 재확립 - 출가한 자녀가족과의 유대관계 유지
노년기 가족	은퇴 후~사망	- 만족스러운 생활유지 - 건강문제에 대한 대처 - 사회적 지위 및 경제적 소득 감소의 대처 - 배우자 상실, 권위의 이양, 의존과 독립의 전환

가족건강사정도구 - 출제빈도 ★★★★

외부체계도 (eco-map)	- 가족과 외부와의 다양한 상호작용을 한눈에 파악할 수 있도록 한 것이다. - 가족체계를 둘러싼 외부체계와 가족구성원과의 상호작용을 통해 가족에게 유용한 체계나 스트레스, 갈등이 발생하는 외부체계를 파악할 수 있다.
사회지지도 (sociosupportgram)	<u>가족 중 가장 취약한 구성원을 중심으로</u> 부모형제관계, 친척관계, 친구와 직장동료 등 이웃관계, 그 외 지역사회와의 관계를 그려봄으로써 취약가족구성원의 가족 하위체계뿐 아니라 가족 외부체계와의 상호작용을 파악할 수 있다. 사회지지도 작성방법 - 가족면담을 통해 취약한 가족구성원을 선정한다. - 5개의 원을 안에서 밖으로 겹쳐 그려 나간다. - 가장 안쪽 원에 선정된 가족구성원을 그리고, 두 번째 원에는 동거가족, 세 번째 원에는 따로 거주하는 직계가족과 친척들을 기록한다. - 네 번째 원에는 이웃, 친구 또는 직장동료, 가장 바깥 원에는 선정된 가족구성원과 관련된 지역사회 자원(보건의료기관, 종교기관, 교육기관, 사회기관 등)을 기록한다. - 안쪽 구성원을 중심으로 선을 이용하여 지지 정도를 표시하며 소원한 경우는 선을 그리지 않고, 보통은 1개, 관계가 친밀한 경우에는 2개의 선으로 지지선을 그려 넣는다.

작업환경 관리의 일반적인 기본원리 - 출제빈도 ★★★

대치	작업환경 대책의 근본적인 방법으로 독성이 약한 유해물질로 대체하거나 공정 또는 시설을 바꾸는 방법 - 시설변경 : 화재예방을 위해 가연성 물질을 철재 통에 저장하는 것처럼 공정 변경이 도움이 되지 않는 경우 사용하던 시설이나 기구를 바꾸는 것 - 공정변경 : 페인트 성분의 비산 방지를 위해서 분무방법 대신 페인트에 담그거나 전기흡착식 방법으로 변경하는 것 - 물질변경 : 가장 흔한 대치방법으로 분진문제가 발생되는 경우 분진이 덜 발생하는 물질로 대치하거나 성냥 제조 시 황인을 적인으로 대치하는 것
격리	물체, 거리, 시간과 같은 장벽(barrier)을 통해 작업자와 유해인자를 분리하는 것 - 격리저장 : 지상의 큰 탱크에 인화성 물질을 저장하는 경우 화재예방을 위해 가연성 물질 보관을 플라스틱통에서 철제통으로 변경하는 것 - 위험시설의 격리 : 기계작동을 원격조정이나 자동화로 바꾸어 주기 - 공정과정의 격리 : 산업장에서 방사선이 조사되는 공정을 자동화하는 것은 격리(공정과정의 격리)에 해당, 콘크리트 벽으로 방호벽 설치 - 개인보호구 착용 : 작업자를 현장의 유해환경에서 격리시키기 위한 가장 흔한 방법으로 사업장 근로자의 보호구 착용률을 높이기 위해서는 보호구를 착용하지 않는 이유를 가장 먼저 파악해야 함
환기	전체환기 : 희석환기라고도 하며 작업장의 유해물질 희석을 위해 사용된다. 주로 고온과 다습을 조절하는 데 이용되며, 분진, 냄새, 유해증기를 희석하는 데에도 이용되나 근본적인 대책으로는 부적절하다. 국소환기 - 유해물질을 빨아 들여서 밖으로 배출시키는 장치를 유해물질의 발생원 가까이에 설치하여 근로자가 유해물질을 흡입하지 않도록 방지하여 주는 것이다. - 분진이 많이 많이 발생하는 작업장에서는 습식방법 또는 진공청소기로 청결을 유지하도록 한다.

직업병 - 출제빈도 ★★★

납(Pb) 중독	제련소, 페인트, 인쇄소, 납 용접작업 등을 통해 호흡기로 흡수되는 것이 대부분이며 기도의 점막, 위장관계, 피부로도 침입한다. 일반적 증상 - 위장장애 : 초기 식욕부진, 변비, 복부팽만감, 진행되면 급성복부산통 - 신경 및 근육계통의 장애 : 사지의 신근쇠약이나 마비, 관절통, 근육통 - 중추신경장애 : 급성 뇌증, 심한 흥분, 정신착란 - 만성중독 : 동맥경화 증, 고혈압, 신장장애, 생식기장애, 조혈장애 예방 : 허용기준 준수 및 개인보호구 착용 및 관리, 식사를 위한 청결한 장소 제공 및 손 씻기
벤젠중독	- 급성 증상 : 두통, 이명, 현기증, 오심, 구토, 근육마비 - 만성 증상 : 조혈장해(백혈병), 피부알레르기 반응(홍반, 괴사, 각질 증상)
고온에 의한 영향	- 열경련 : 고온환경에서 심한 육체적 노동 시 지나친 발한으로 인한 체내 수분 및 염분의 손실 - 열사병 : 고온다습한 환경에 폭로되어 중추성 체온조절의 기능장애로 인한 체온 조절의 부조화 - 열피로 : 오랫동안 고온환경에 폭로되어 말초혈관 운동신경의 조절장애와 심박 출량의 부족으로 인한 순환부전 - 열쇠약 : 고온작업 시 비타민 B1의 결핍으로 발생하는 만성적인 열 소모

재난관리 과정 4단계(Petak의 분류) - 출제빈도 ★★★★★

구분		재난관리활동
1단계 재해의 예방·완화	재난 발생 전	- 위험성 분석 및 위험 지도 작성 - 건축법 정비 제정, 재해 보험, 토지 이용관리 - 안전 관련법 제정, 조세 유도
2단계 재해의 대비·계획		- 재난대응 계획, 비상경보체계 구축 - 통합대응체계 구축, 비상통신망 구축 - 대응자원 준비, <u>교육훈련 및 연습</u>
3단계 재해의 대응	재난 발생 후	- 재난대응 적용, 재해진압, 구조·구난 - 응급의료체계 운영, 대책본부 가동 - 환자 수용, 간호, 보호 및 후송 - <u>환자 중증도 분류</u>
4단계 재해 복구 및 회복		- 잔해물 제거, 감염 예방, 이재민 지원 - 임시 거주지 마련, 시설 복구 - <u>심리상담 및 전문치료 의뢰</u>

MEMO

CHAPTER 1.

INTERNATIONAL MEDICAL RESOURCE NETWORK

정신간호학

치료적 인간관계 상호작용 형성과정 - 출제빈도 ★★★★★★★★★★★

전 단계	- 치료적 인간관계 전에 선행되는 단계로 <u>간호사가 자신을 분석하고 탐구</u>하는 시기이다. - 대상자에게 의미 있고 유용한 자료를 수집하는 단계이다.
초기 단계 (Orientation 단계)	- 간호사가 대상자에게 자기소개 및 역할에 대하여 설명하면서 <u>신뢰감</u>을 형성하는 단계이다. - 대상자에게 수용적이고 개방적인 의사소통을 이용하여 협력관계를 형성하도록 한다. - 일관성 있게 대상자를 대하는 태도가 매우 중요하며 간호사와 대상자 모두 불편감을 느끼면서 신경이 예민해지는 것을 경험하게 된다. - <u>간호진단, 목표, 우선순위 등의 간호계획을 수립하면서 계약을 설정</u>한다.
활동단계	- 대상자와 활발한 활동을 통해 초기 단계의 계획이 실행되는 단계로 실제적인 행동 변화가 나타난다. - 치료자는 대상자의 스트레스 요인을 파악하고 건설적인 방향으로 문제 해결 방안을 제시하여 대상자의 심리를 강화한다. - 대상자가 불안을 극복하고 독립심과 책임감을 증대시켜 안정감을 가지고 솔직하게 표현할 수 있도록 돕는다. - 대상자의 삶의 경험을 통합하여 발달 된 통찰력이 행동 변화로 이어지도록 돕는다.
종결단계	- 대상자의 상태를 확인하여 치료적 관계를 종료할 수 있는지 확인한다. - 종결을 위한 준비를 위해 만남의 횟수를 줄이고 치료적 목적의 달성 여부를 서로 평가하는 단계이다. - 종결에 대한 반응을 인식, 수용, 공감하고 개방적 태도를 유지하면서 대상자가 가질 수 있는 느낌을 표현하도록 한다. - 대상자의 현재 문제 해결, 사회화 증진, 건설적인 방어기전 사용 등에 대한 부분을 확인하여 종료를 판단하도록 한다.

치료적 의사소통 기법 - 출제빈도 ★★★★★★★★★★★

반영	간호사가 대상자의 느낌, 생각, 경험한 것에 의미를 두고 다른 말로 표현하는 기술 - 사실을 명확하게 하여 생각을 반영함 (예 : "말하자면 그것이 옳다고 생각하시는군요.") - 경험 반영(내용반영) → 대상자 : "발표를 하려고 강단에 섰는데 손이 떨리기 시작했어요. 연습할 시간이 부족해서 준비가 덜 되었다는 생각이 가득했어요" → 간호사 : "충분히 발표할 준비가 되었다고 생각을 하였는데, 사람들 앞에 서니 너무 서둘렀다는 것을 깨닫게 되었군요." - 느낌 반영(감정반영) : 대상자가 애매하게 감정을 표현하는 경우 분명하게 이야기할 수 있도록 대상자의 말에서 숨겨진 의미를 찾음 (예 : "정말 화가 많이 나셨군요.")
개방적 질문	자신의 생각 혹은 느낌을 스스로 표현하도록 격려
명료화	대상자가 말한 모호한 내용은 명백하게 하여 상호의미를 확인 → 대상자 : "내일이나 되어야 볼 수 있을거에요." → 간호사 : "내일 따님이 병원으로 올 수 있다는 말씀인가요?"
공감	대상자의 입장에서 감정이나 느낌을 이해하고 있는 그대로 인정하면서, 말 자체보다는 감정에 초점을 둠 → 대상자 : "제가 한심해 보여서 더는 치료받고 싶지 않아요." → 간호사 : "치료과정이 어렵게 느껴져 힘들어하시는 마음을 이해할 수 있어요."

직면	적절하게 현실을 지각하도록 돕는 기술로 신뢰감이 형성된 후에 사용하는 기술, 대상자가 인지하지 못하거나 인정하기를 거부하는 생각, 느낌에 대해 주의를 환기시키고 왜곡에서 벗어나도록 도움 → 대상자 : "저기 지나가는 사람이 내 아들이잖아." → 간호사 : "저분은 아드님이 아닙니다."	
침묵	대상자가 충분히 생각할 수 있도록 시간을 주고 통찰력을 갖도록 도움, 미숙하게 사용하는 경우에는 대상자에게 불편감 초래	

방어기전 종류 - 출제빈도 ★★★★★★★★★★★

	성숙한 방어기제	
억제	불안하게 하는 상황이나 느낌을 의식적 행동으로 통제, 조절하는 것	어두운 밤 길을 혼자 갈 때 무서움을 떨치려고 노래를 부르면서 감
	미성숙 방어기제	
동일시	- 다른 사람의 바람직한 속성이나 태도, 행동을 자신의 성격 일부로 만드는 것 - 자아와 초자아의 성장에 가장 큰 역할을 하며, 무의식적으로 일생동안 지속되며 성격발달에 매우 중요 - 단순한 흉내, 역할모델, 모방과 같은 의식적인 행위와는 구별됨 - 부모상을 받아들이는 학령전기(3~6세)에 시작되고 자아/초자아 성장과 성격/인격 발달에 중요한 역할을 함 - 성인기에 발현되어 지배적인 경우 자아 발달 이상, 병적인 경향을 나타냄	아이들이 부모 놀이를 통해 닮고 싶은 사람을 닮아가는 것
투사	- 어떤 행동이나 생각의 책임을 자신으로부터 외부 대상이나 다른 사람에게 돌리는 것 - 조현병, 편집증, 자아 능력의 심한 손상 시, 환각/망상의 증상으로 작용	상대방을 내가 미워하면서 상대방이 자신을 미워하기 때문이라고 함
	신경증적 방어기제	
부정	중독질환 시 보이는 무의식적인 방어로 의식적으로 용납할 수 없는 생각, 감정, 욕구에 대해서 회피함	검진 결과 암에 걸렸다는 통보를 받을까 무서워서 병원에 가질 않음
취소	불편한 욕구 기억을 지우거나 중화하는 상징적인 행동을 함, 용납될 수 없는 자신의 생각이나 행동에 대한 책임을 면제받고자 어떤 행위를 하는 것, 무의식적으로 없었던 것처럼 취소하는 행동	데이트 폭력을 가한 후에 선물을 사주는 것
전치	무의식적인 어떤 충동, 감정, 관념이 다른 대치물로 향하는 것, 감정이 왜곡되어 원래의 대상으로부터 분리되어 덜 불편한 다른 대상으로 향함	종로에서 뺨 맞고 한강에서 화풀이 한다.
격리	과거나 현재의 경험에 있어 실제 사실은 의식에 남아있으면서도 그 사실과 관련된 고통스러운 감정, 기억, 충동을 사실(의식)과 분리시켜 무의식에 둠	사랑하는 사람의 죽음을 나와 상관 없는 것처럼 아무 감정 없이 이야기 하는 것

합리화	이해하기 어려운 행동을 하면서 사회적으로 용납될 수 있는 이유를 붙여 개인적으로 자신의 행동을 정당화 함	- 신포도 : 자신이 바라던 것을 얻지못하자 필요가치를 부정하여 마음의 평안을 얻음 - 단레몬 : 인정하고 싶지 않은 일을억지로 받아들여야 할 때 그것이 마치 바라던 일인 것처럼 생각함
기타 방어기제		
보상	바람직하지 못한 특성으로 생긴 열등감을 감소하기 위해 바람직한 특성을 강조하는 경우	작은 고추가 맵다.

Freud 정신성 발달 - 출제빈도 ★★★★★★★

영아기 (0~1세)	구강기(0~1세) : 빠는 즐거움 / 만족 되지 못하면 과음
유아기 (1~3세)	항문기(1~3세) : 대소변 가리기를 통해 몸의 기능을 다스림
학령전기 (3~6세)	남근기(3~6세) : 생식기에 집중, 성에 대한 정체감 형성, 반대성 부모에 애착, 동일시
학령기 (6~12세)	잠복기(6~12세) : 리비도가 지적 활동에 집중
청소년기 (12~18세)	성기기(12~18세) : 리비도가 이성의 동료에 집중

Erikson 정신사회 발달 - 출제빈도 ★★★

영아기 (0~1세)	영아기(0 ~1세) : 신뢰감 vs 불신감	
유아기 (1~3세)	초기 아동기(1~3세) : 자율성 vs 수치심, 의심	
학령전기 (3~6세)	후기 아동기(3~6세) : 주도성 vs 죄책감	
학령기 (6~12세)	학령기(6~12세) : 근면성 vs 열등감	
청소년기 (12~18세)	청소년기(12~18세) : 주체성 vs 역할혼돈	
성인기 (18~45 세)	성인기(18~45세) : 친밀감 vs 고립감	
	중년기(45~65세) : 생산성 vs 자기침체	노년기(65 세~) : 통합 vs 절망

사고형태의 장애 - 출제빈도 ★★★★★★★

자폐적 사고	자신만의 세계를 구축하고 외계의 현실에는 전혀 무관심, 무시, 지극히 자기중심적이며 고도로 상징적인 사고 및 현실을 무시한 비논리적 사고를 보임
마술적 사고	아동의 전조작기 사고, 강박장애, 조현병 시에 나타나며 특수한 생각, 말, 연상, 몸짓, 태도 등이 초자연적 방법에 의해 실현될 수 있다고 생각함
구체적 사고	추상적 사고의 결여로 인해 나타나며 조현병, 기질적 뇌질환 환자에게 흔함. 은유를 사용하지 못하고 그 의미를 헤아리지 못하는 사고 (예 - 낫 놓고 기억자도 모른다)

신어 조작증	환자에게만 의미가 있는 새로운 말을 만들어내는 것, 두 가지 이상의 말이 하나로 압축된 경우가 많음. 조현병 시 나타남 (예 – 한한강 = 한강, 예장 = 예쁜 장면)
1차사고	정신병적 사고의 대부분이 1차사고에 속하며 정상인의 꿈에서 보이기도 함. 무의식의 작용으로 질서나 논리성이 결여되어 있고 비조직적, 비논리적, 비현실적, 마술적인 사고

망상 – 출제빈도 ★★★★★★★★★

사실과는 전혀 다른 잘못된 생각이나 믿음을 보이는 증상
- 과대망상 : 자신을 실제보다 과대평가하여 믿는 현상으로 조증, 조현병, 치매 시 주로 나타남
- 피해망상 : 타인에 대한 공격성 표출 가능성 있으며, 타인이 자신을 해칠 것이라고 믿거나 자신을 해치고자 어떤 행위를 하고 있다고 믿음
- 관계망상 : 실제 상황과는 전혀 무관하나 주위에서 일어나는 일을 자신과 밀접한 관계가 있다고 해석하는 것 (예 : 9시 뉴스에서 자신에 대해 이야기하고 있다.)
- 우울망상 : 실제로는 힘든 상황이 아닌데도 현재 자신의 상황이 부정적이어서 매우 우울해하는 증상 (예 : 빈곤 망상, 죄책, 자책, 질병, 허무 등)
- 색정망상 : 배우자를 의심하는 망상과 자신이 모든 이성에게 사랑받고 있고, 모든 이성을 사랑해야 할 의무와 권리가 있다는 생각이 혼합된 것으로 조현병 시 나타남

지각장애 – 출제빈도 ★★★★

착각(illution)	어떤 사물이나 현상을 실제와 다르게 인지 하는 감각적 착각으로 뇌에서 통합하고 해석하는 과정에서 잘못 인식되는 현상 (예 – 길을 걷다가 과일 장수가 과일을 파는 소리가 나를 부르는 소리처럼 들리는 경우)
환각(hallucination)	외부의 자극과는 관계없이 감각을 잘못 지각하는 현상으로 외부의 대상이나 자극이 없어도 감각을 지각하게 된다.
실인증(인지불능증)	기질적인 뇌의 장애로 인하여 사물을 정확히 인지하지 못함
이인증	'나'가 없어지는 것을 느끼며 인격 소실로 자신을 현실로 생각하지 못함

인지행동치료 – 출제빈도 ★★★★★★★★

행동치료에서 개발되어 온 다양한 기법에 인지적 기법을 도입하여 인지적 문제와 행동적 문제를 다루는 치료법으로 대상자의 인지적 문제에 대한 수정을 통해 행동의 변화를 유도

인지치료	– 감정, 행동 문제가 자신과 외부세계에 대한 비현실적 믿음과 비논리적 추론으로 상황을 왜곡하는데서 시작된다고 가정 – 왜곡된 사고를 재평가, 수정하여 환자 스스로 오류를 발견하고 수정하도록 도움 → 문제나 상황에 대한 대처를 학습하고 현실적이고 적응적으로 행동 – 대상자와의 치료적 관계가 필수이며 '지금–여기'를 강조해 부적응적 행동을 파악하고 해결

행동수정치료	인간의 행동은 상과 벌의 균형에 따라 학습되거나 소멸된다는 이론에 근거한 행동치료 방법 - 긍정적 강화, 긍정적인 보상으로 바람직한 행동을 증가시킴 - 소멸, 무관심, 벌, 반응손실, 고립(time out)으로 바람직하지 못한 행동을 감소시킴 정신역동적 원인에 기인하지 않은 행동자체에 초점 (예 : 학교에 무단결석을 자주 하고 반복적으로 도둑질과 거짓말을 일삼은 아동이 품행장애 진단을 받고 입원하였다.)
인지적변수 /인지적오류	인지적변수 : 행동의 형성과 유지 및 변화에 크게 관련하는 것으로 생각되는 인지적 변수 인지적 오류 - 과일반화 : 하나의 사건에서부터 얻어진 경험을 일반화 시켜버리는 것이다. - 선택적 추상 : 전반적 상황을 보지 못하고 어떤 특정한 부정적 부분에만 집중하여 추상하고 결론 짓는 것이다. - 극대화 : 작은실패를 큰 재난처럼 받아 들이는 것이다. - 극소화 : 자신의 달성이나, 성취를 긍정적으로 여기지 않는 것이다. - 임의적 추론 : 다른 해석의 가능성을 생각하지 않고 뚜렷한 증거도 없이 잘못된 해석을 내리는 것이다. - 흑백논리적 사고 : 어떠한 사물, 사람, 상황을 흑백논리로 보는것이다. - 개인화 : 자신과 관계없는 일을 자신에 대한 반응으로 해석하는 것이다.

지역사회 정신보건사업 및 간호내용 - 출제빈도 ★★★★★★★★★★

1차 예방	건강증진 및 질병예방 - 생활유형 발견과 개선과 안녕 상태 강화유지 - 표적 집단 확인 : 아동, 청소년, 성인, 노인의 정신건강 문제 정기적 사정 - 고위험집단 : 우울, 불안, 자살 가능성의 문제를 가진 대상자 및 가족을 정기적으로 조사관리 - 자조집단을 구성하여 스트레스 문제 해결
2차 예방	조기 발견 및 치료 - 질병 유병률, 이상 상태 감소에 초점 - 신속한 발견, 즉각적 치료로 장애의 진행 예방
3차 예방	재활 및 재발 방지, 사회 복귀, 지속 관리 - 만성 정신질환자 정신 재활 : 스트레스 대처기술, 대인관계 기술, 직업재활 - 환자 본인, 가족, 간호학, 임상심리학, 정신의학 등 전문가들과 협력

지역사회 간호의 특징 - 출제빈도 ★★★★

- 병원이 아닌 지역사회를 기반으로 하여 지역사회 전체가 대상이 됨
- 정신장애의 예방과 정신건강 증진을 강조, 지속적이고 포괄적인 서비스
- 간접서비스 요구됨(자문, 교육 등), 현실적인 프로그램 제공
- 새로운 인력 참여(비전문인력, 준전문인력)
- 지역사회의 적극적인 참여, 스트레스 요인, 병리적 원인을 지역사회 내에서 발견

위기의 유형 - 출제빈도 ★★★★★★

성숙위기 (발달위기)	정상 발달과정의 생의 전환기에 주로 발생 - 대소변 가리기, 글자 익히기, 입학, 졸업, 입대, 취업, 결혼, 출산, 부모 되기, 양육하기, 노화 과정 겪기, 자녀 결혼시키기, 죽음 준비하기, 정년퇴직 등
상황위기	예상하지 못한 사건에 의해 부적응적으로 발생 - 실직, 사랑하는 사람의 상실, 원치 않은 임신, 이혼, 신체적·정신적 질병 발생, 학업 실패, 부도 등
우발위기	다양한 상실이나 광범위한 환경변화를 포함하는 예상하지 못한 위기 - 자연재해(홍수, 지진, 화재), 국가재난(전쟁, 폭동, 포로수용), 폭력범죄(강간, 살인, 아동학대)

자살환자 간호 - 출제빈도 ★★★★★★★★★★

안전한 환경 조성	- 일관된 태도와 세심한 관찰을 하며 자살을 할 수 있는 도구를 제거 - 수용적, 공감적, 진정한 관심과 돌봄 제공
심리적 간호 중재	- 치료적 관계 형성, 위기의 의미를 이해하도록 격려하고 책임감을 갖게 한다.(안전 계약) - 자존감 증진을 위해 정당한 인정과 칭찬을 제공하고 긍정적인 정서 경험을 가지도록 도와준다. - 자살 의도나 생각에 대해 직접적으로 질문하고, 자살 위험도를 주기적으로 평가한다. - 자살 충동에 대한 새로운 대처 기전 개발하고 살아야 할 이유와 희망을 찾도록 돕는다.
사회적 중재	환자 교육, 가족 교육 및 전화 상담 서비스 정보제공(자살위기 상담, 생명의 전화, 보건복지콜센터)

가정폭력간호 - 출제빈도 ★★★★★★

가정폭력의 종류	- 신체적 폭력 : 학대, 혹사, 폭행, 체포, 상해, 상습유기, 감금 - 정신적 폭력 : 위협, 의심, 모욕감 - 경제적 폭력 : 생활비 제공을 하지 않아 경제적 어려움, 재산의 임의 처분 - 성폭력 및 강간 : 폭력을 이용하여 동의 없이 성행위 강요 - 방임 및 통제
가정폭력의 특성	- 반복적이고 장기적이며 세대 간 전수 : 배우자 폭력-자녀(아동) 폭력-가족 폭력(노인 학대) 등으로 이어지며 가해자는 과거 가정 학대의 피해자인 경우가 많음 - 가정폭력의 피해자는 만성적 스트레스로 인해 왜곡된 방법으로 문제 해결(자살, 타살 등) 갈수록 유형이 다양화, 심화됨 - 폭력에 대한 공포와 무력감으로 폭력적 가정에 안주
폭력 가해자의 특성	- 타인에 대한 불신으로 타인에게 자신의 결점을 투사하며 낮은 자존감이 특징 - 정서적으로 미성숙, 자아도취적, 자기중심적이며 쉽게 좌절하고 공격적 충동의 자제력 부족
폭력과 학대 피해자의 반응	신체적 표시 - 머리, 얼굴, 목, 인후, 기관지, 생식기 등에 심각한 상처 - 스트레스로 인한 면역체계에 이상 반응 → 두통, 생리 문제, 만성 통증, 소화 장애 등을 경험 행동적 반응 - 피해자는 무력감으로 가해자를 떠나는 것보다 머물러 있는 것이 낫다고 생각 - 학대받은 사람은 내외적으로 슬픈 감정을 갖고 있음

	심리적 반응 - 피해자의 자기 비난 : 자긍심 저하와 자기 비난은 장기간의 우울에 영향 - 폭력과 관련된 깊은 생각으로 공포반응 외상 후 스트레스장애 경험, 기억손상과 집중력 저하 여성, 아동, 노인 등 문제 해결 능력이 심각하게 손상 자신이 처한 상황이 개선될 수 없음을 인정하고 학대나 방임을 야기
가정폭력 예방 간호	1차 예방 - 폭력과 학대에 대한 사회적 인식 변화 필요하며 문제 발생 전 예방이 중요 - 스트레스 반응에 대한 가족의 효율적인 대응 2차 예방 - 피해자의 안전 증진, 신뢰감과 치료적인 관계 형성으로 악순환 방지 - 폭력과 학대에 대한 현행법 검증과 폭력 종결 후 피해자는 도움 필요 - 위험요인 사정시간이 필요, 토론과 학대를 위한 전문 훈련 프로그램 교육 필요 폭력대상자(피해자) - 대상자의 안전 증진 : 구체적 대책 수립 및 정보제공 및 사회지지체계를 위한 추후 계획 설정 등 - 학대받는 대상자 관련 준비 : 신체검진 및 정서적 욕구 확인

조현병스펙트럼의 증상 - 출제빈도 ★★★★★

양성증상	정상적인 정신기능이 현저하게 왜곡, 과도한 상태 - 혼란된 언어 : 반향언어, 연상이완, 지리멸렬, 함구증, 우회증, 신어 조작증, 음송증 - 이상행동 : 긴장성 혼미, 긴장성 흥분상태, 기행증, 반향행동, 거부증, 상동증, 자동복종, 공격적 초조행동 - 망상(피해, 관계, 과대), 지각장애(환청과 환시가 대표적, 환청 > 환시 > 환촉, 환후, 환미)
음성증상	정상적인 정신기능의 결핍, 단음절로 대답하거나 대답을 하지 않으며 예후가 안 좋음 - 말은 하지만 내용이 빈곤, 추상적, 상동적, 반복적, 감소된 정서표현(무언증, 무쾌감증, 무사회증) - 무의욕증(대표 증상), 억제된 감정표현(감정의 둔마, 무감동, 무쾌감), 의욕 없음, 주의력 손실 - 한정된 사고 및 언어, 자발성 결여, 집중 불능, 사회성 결여 등

조현병스펙트럼의 간호중재 - 출제빈도 ★★★★★★★★★★★★

감각지각장애 : 환각	- 신뢰 관계 구축, 현실에 근거한 대화(직접적, 명확하게, 구체적인 의사소통) → 만약 대상자가 환각에 대해 물으면 간호사는 환자와 같은 자극을 경험하고 있지 않다고 대답 - 불안 유발 환경을 바꾸어 주고 자해 / 타해의 환청 내용 탐색 - 환각의 내용에 대해서 부정하지 않으며 감정 수용, 지지, 현실감 제공 - 내용보다 근원적 감정에 초점을 두고 환각의 선행요인 파악과 얻을 수 있는 이득이 무엇인지 파악 - 치료적 환경 유지, 처방된 의학적, 정신 사회적 치료계획지지, 관찰 → 환각에서 주의를 돌릴 수 있는 전환 전략 격려
사고장애 : 망상	- 자기중심적 사고로 오해를 유발할 수 있으므로 피해망상 환자에게 지나친 친절이나 신체접촉 및 귓속말은 금지 - 망상을 증상으로 수용, 강도, 빈도, 기간 및 내용을 사정, 망상으로 충족된 욕구를 다른 방법으로 채워주면 망상이 감소됨 → 논리적 설득과 비판은 효과 없음

	- 망상에 대한 논리적 설명은 피하고 통찰력이 생길 때 망상과 현실감을 구별하도록 격려 - 신뢰 관계 형성, 단순명료한 언어 사용(다른 환자와 대화 시 작은 목소리로 속삭이기 금지) - 최근의 생활이나 느낌 표현하도록 유도하여 망상에서 벗어나 현실에 초점을 두도록 도움
언어적 의사소통 장애	- 재진술, 명료화 기법으로 의사전달을 촉진하고 적극적 경청과 소통의 충분한 시간 제공 - 처방된 의학적 정신 사회적 치료계획지지, 관찰
비효율적인 대응	- 망상, 환각으로 인한 감정을 말로 표현하도록 격려 → 적응적 행동 시 칭찬, 격려 - 망상과 환각으로 인한 불안을 감소시키기 위해 사고중지기법, 이완 기법을 교육 - 혼자 있는 시간을 줄이기 위한 활동 치료 및 집단치료 참여시키고 병원은 안전함을 확신시킴
사회적 고립	- 환자 스스로 고립 정도를 사정하고 매일 상호작용하기 - 현실에 초점을 둔 활동 요법에 참여시키고 사회적 위축이 있는 동안 정상적인 일상을 격려 - 환자와의 신뢰를 위해 약속은 반드시 지키도록 하고 흥미와 관심거리 토의 - 상호작용 강화 를 위한 긍정적 피드백 적용 및 침묵을 피하려고 치료자 본인 이야기를 하지 않음 - 대상자의 비언어적 의사소통에 주의 집중하고 개방적 질문으로 반응할 수 있는 시간 제공
폭력 잠재성 : 자해, 타해의 위험성	- 자극에 민감하므로 지나친 자극주는 행위 및 스트레스 금지(우울, 위축, 절망으로 자살 초래 가능) - 환청, 망상, 판단력 손상, 충동 조절 손상에 대한 반응으로 폭력성이 유발됨 - 자신과 타인에 대한 위험을 사정, 행동 관찰 → 안전, 보호적, 조용한 환경 조성 - 불안과 분노 감정의 처리 및 해결을 돕는 프로그램을 계획
자가간호결핍	적절한 영양, 수면, 개인 위생관리 지시, 외모 치장에 대한 격려와 칭찬, 스스로 할 수 있도록 격려

양극성관련장애(bipolar & related disorder) - 출제빈도 ★★★★★★★★★★★

약물치료	Lithium(기분안정, 항조증효과): 치료농도 0.8~1.4mEq/L 유지 (1.5mEq/L 이상 시 독성 우려 → 정기 검사 필요) - 부작용 : 오심, 구토, 구강 건조(초기) → 운동실조, 안구탄진, 경련, 혼수(중독) → 장기복용 시 갑상선 비대 발생 - 혈중 농도 2.0 이상 시 치명적 → 염분 섭취 저하, 신기능 저하, 의학적 질병, 이뇨제, 설사, 탈수로 인한 수분 전해질 상실, 과량복용 - 부작용 대처 : 즉각적인 투약 중지, 이뇨제(배설촉진), 수액 공급, EKG, 혈압측정 기타 약물 : sodium valproate, Topamas, Tegrol, carbamazepine
간호진단	사고과정 장애, 감각지각 장애, 상해 위험성, 폭력 위험성(자해/타해), 영양장애, 수면 양상의 변화, 비효율적 개인 대처
간호중재	간호사의 침착하고 지지적, 일관성 있는 태도 유지가 중요 대상자의 질문에 간결하고 진실한 대답 제공하고 스스로 감정을 표현할 수 있는 수단 제공 → 치료적 환경 : 비도전적, 소음을 최소화한 조용하고 편안한 분위기 조성, 병실에 꼭 필요한 시설 외에 제한

행동 조정
- 바람직한 행동 시 : 칭찬과 격려, 행동에 대한 제한 설정
- 바람직하지 못한 행동 시 : 공격적인 에너지 발산 위한 활동 제공, 샌드백 치기 등 제공

신체적 간호 : 체중 관리, 영양 공급, 소량씩 자주 섭취, 식사 과정 감독
- 파괴적이고 충동적인 행동 시 신체적 제제 및 격리
- 공격환자의 위험성 관찰 → 공격행동은 약한 권력/권위/자존심 상실에 대한 방어반응으로 발생함

우울장애(depressive disorder)의 간호진단 - 출제빈도 ★★★★

자존감저하, 사회적 고립, 무기력, 자해가능성, 기능장애적 비통, 사고과정 장애, 영양장애, 수면장애

우울장애(depressive disorder)의 간호중재 - 출제빈도 ★★★★★★★★★★

의사소통	간호사는 온화하고 안정된 모습으로 대하며, 과도하게 낙천적이거나 명랑한 태도는 자제
	환자의 감정 표현의 촉진 : 공감, 질문, 진술 유도, 피드백, 직면, 적극적 경청
	  → 환자를 이해하는 태도, 쉽게 반응이 없어도 환자 옆에서 일반적인 대화하기
	  → 동정, 위로, 지나친 위로와 관심의 말은 오히려 환자의 죄의식을 증가
	자존감 증진
	- 한 개인으로서 대상자의 중요성을 이야기해줌 → 환자의 사생활 보호
	- 대상자 수용, 자기 가치감 증진 → 억지로 활동참여 강요하지 않기
	- 목표 설정 및 문제 해결 전략에 동참 → 강점과 성취에 초점, 실패는 최소화
	- 간단한 작업을 통해 성취감과 능력을 강화 → 제시간에 참여하도록 돕지만 늦어도 그대로 수용
	- 자기 표현기술 교육 → 빨리 결정하도록 재촉하지 않음
	인지적 재구성
	- 왜곡된 사고형태 바꾸고 자신과 세계를 보다 현실적으로 보도록 도전시킴
	- 환자의 장점, 강점, 업적, 기회를 평가하여 긍정적 사고를 증진
	- 환자의 부정적 사고를 현실적 사고로 바꾸도록 격려
	집단중재
	- 집단치료 : 죄의식 감소, 외로움과 소외감 완화로 무력감과 절망감 감소, 집단과의 연계로 사회적 지지 증진, 구성원들의 피드백을 통해 자신의 행동을 인지
	- 사회기술훈련 : 사회기술 전략 제공 → 사회적 위축과 상반되는 경험 → 우울증 교정
	가족중재 → 가족의 지지
	- 양극성 장애 환자는 기분의 고저가 심하고 가족에게 영향을 주는 행동 변화 보임
	- 우울하지 않은 행동을 하는 경우 긍정적 강화, 역기능적 우울 행위는 무시 하도록 함

환경요법	안전
	- 자살 예방
	  → 1대1 관찰 및 간호, 위험한 소지품 제거(외출 후 환자가 가져오는 소지품 확인)
	  → 심한 우울증의 갑작스런 호전 → 죽음에 대한 양가감정의 해결로 자살시도 위험이 매우 높음
	  → 죽음에 대한 양가감정 : 희망(나를 구해줄 것이다) vs 절망(아무도 안 구해줄 것이다)

자가간호활동	- 간호
	  → 거짓 안심, 부적절한 낙관적 태도는 절대 금기이며 자존감 증진 및 인지적 재구성 촉진
	  → 따뜻하고 수용적, 희망적으로 대하기, 인내를 가지고 대하기, 믿음의 관계, 감정 표현 촉진
	  → 약 물복용 관찰, 불 규칙적인 병실 순회, 잠들기 전까지 혼자 두지 않음, 수동적 자살 예방
	  → 자살계획 및 시도에 대해 직접적 대화를 통해 자살위험 및 불안감 감소
	환경 자극의 감소 : 온화한 조명, 소음 감소, 단순한 장식
	식사
	  - 무가치, 허무, 빈곤, 피해망상으로 먹는 것에 대해 흥미가 없거나 무감각
	  - 조정된 칼로리의 식사, 간식 제공 및 I&O 측정
	    → 영양 불균형이 심할 경우 수동적으로 간호사가 먹여주며 최후에는 위관영양 고려됨
	개인위생
	  - 생각에 몰두해 있어 개인위생에 무관심 → 스스로 목욕을 못 하면 시켜줌
	  - 옷의 선택 돕고 깔끔하게 입도록 격려, 세탁 및 피부 간호
	활동 및 수면
	  - 신체적 불편 제거, 소음이나 자극적 광선 제거, 흡연 절제
	  - 편안한 환경 제공 및 휴식 시간과 또 다른 수면에 대해 계획
	  - 가벼운 운동이나 오후 시간에 옥외활동으로 적당한 피로감을 갖게 함
	배변
	  - 식사 전후에 규칙적으로 배변하도록 권함
	  - 가벼운 운동이나 산책으로 변비 예방, 필요시 하제 사용
	신체적 활동 증진 : 오락요법, 작업요법 - 현실감을 갖고 사회활동에 흥미 유발

불안의 수준 - 출제빈도 ★★★★★

경증불안 (mild/alertness level)	- 일상생활의 긴장 상태로 지각영역이 확대되고 학습 동기부여 - 성장과 창조성 유도하여 집중력증가, 삶에 유용한 감정, 신체 증상은 없다.
중등도 불안 (moderate anxiety)	- 지각영역이 다소 좁아져 중요한 것에만 초점 그 외는 무시 - 선택적 부주의로 이름을 부르면 다시 집중하나 이전보다 보고, 듣고, 파악하는 능력 저하 - 약간의 발한, 근육 긴장, 안절부절못함, 불평, 논쟁
중증불안 (severe anxiety)	- 지각영역 현저하게 축소, 모든 행동은 불안을 감소 시키는데 집중 - 신체적 증상 급격히 증가 : 몸 떨기, 초조, 과도한 몸 움직임, 동공확대, 과도한 발한, 설사 - 불안이 심해 근육계통에 영향 → 불안 감소 위해 수많은 방어기제 사용, 위협을 주는 대상에 집중 곤란
공황(panic)	- 행동이 이상하고 기괴하며 난폭해짐 → 극심한 불안장애로 즉각적인 중재 필요 - 논리적 사고와 의사결정 능력이 불가능하며 자신과 타인에 대한 공격성이 증가한다. → 성격 분열, 무력감, 순간적인 정신증적 상태

불안장애의 종류(DSM-5) - 출제빈도 ★★★★★

공황장애 (panic disorder)	반복되는 예측 불허의 반복적인 공황발작으로 최소 1개월 이상 다른 공황발작이 일어날까 봐 지속적으로 염려

	- 가족원 중에 발병 경험이 있거나 유아기때 분리불안 경험자
	- 유병률 : 1.5~5%, 호발연령 20대, 여자가 남자보다 2~3배 많음
	- 치료
	  - 약물 : SSRI(대표적 약물 : 선택적 세로토닌 재흡수 억제제, 삼환계 항우울제 imipramine), alprazolam
	  - 통찰 정신치료, 인지 행동치료

광장공포 장애 (agoraphobia)	- 실제적으로 위험이 없다는 것을 알면서도 광장이나 공공장소에 대해 두려움과 공포를 느낌 - 방어기제 : 상징화, 전치 - 이차적 이득 : 공포를 피할 수 있다는 결과를 내세워 자신이 원하는 무의식적 욕구를 충족 - 종류 : 광장공포(agora phobia, 가장 심하고 흔함), 사회공포(social phobia), 특정 공포 - 호발 : 10대 중반~20대 초반(중년도 발병), 여자가 남자보다 많음 - 평생 유병률 : 0.6~6%, 공황장애(50~75%) - 취약성 : 어린 시절 분리에 대한 공포를 경험한 자 - 치료 : 방치 시 주요우울장애 유발, 물질의존, 인지행동 치료, 약물치료, 정신사회치료(탈감작, 홍수요법)
범불안장애 (generalized anxiety disorder)	- 2~3개 사건이나 상황에 대해 비현실적인 걱정과 불안을 6개월 혹은 그 이상 만성적, 지속적으로 느끼는 장애 → 일상생활에서 지속적으로 불안을 느낌, 수의근 및 자율신경계의 긴장 - 치료 : 약물치료(benzodiazepine, SSRIs), 지지적 정신치료, 이완법 적용
특정공포증	특정한 대상, 상황에 공포를 느낌(비현실적인 두려움 - 배설, 광선 등)
사회불안장애 (social anxiety disorder)	- 사회적인 상황 또는 사회적 관계에서 불안이나 공포를 경험하는 장애 → 타인의 부정적인 평가에 대한 두려움 - 방어기제 : 회피
분리불안장애 (separation anxiety disorder)	- 애착 대상으로부터 분리되거나 또는 분리될 것으로 예상되면 생기는 불안이 일상생활에 심각한 장애를 초래 → 분리가 예상될 때 반복적인 신체 증상(예 : 두통, 복통, 구토 등) 호소 - 애착 대상의 상실 또는 해로운 일이 발생할거라는 과도한 걱정 - 아동과 청소년의 경우 두려움, 불안, 회피가 최소 4주 이상, 성인의 경우 6개월 이상 지속 시 진단

불안의 간호중재 - 출제빈도 ★★★★★★★★★

중등도 불안	- 환자의 불안 탐색, 인식(환자의 행동 확인, 불안을 감정과 연결) - 불안과 위협을 느낄 시 건설적으로 반응하도록 격려 - 문제해결, 스트레스와 연관된 정서적 고통 조절, 행동 수정 및 새로운 스트레스 대처법 교육

심한 중증불안과 공황	환자를 우선적으로 보호, 환자 곁에 있어 주면서 경청, 지지
	안정 보장, 지지적, 보호적, 신뢰 관계 수립
	활동에 대한 관심과 격려, 환자의 주의를 밖으로 돌리고 감정 이완, 환경적 자극 감소
	항불안제 투여
	  - 벤조디아제핀제제 : Xanax, Librium, Valium, Ativan
	  - 항히스타민제 : Atarax, Benadryl
	  - 베타 아드레날린성 제제 : Inderal
	  - 항우울제 : 삼환계, SSRIs(Prozac), Paxil, Zoloft

공포장애	- 신뢰 관계 : 일관적, 수용적, 무비판적, 공감적 경청 - 불안을 일으키는 상황을 통제하여 환자를 보호 - 공포에 대한 인식 증진 : 감정, 인지, 공포의 표현격려 - 공포상황 직면 : 공포의 자극에 점진적으로 노출 → 탈감작법, 체계적 둔감법

강박충동 관련 장애(obsessive-compulsive and related disorder) - 출제빈도 ★★★★

간호중재	- 기본 욕구 충족 여부 확인(식사, 휴식, 청결 등)
	- 강박행동을 할 수 있는 적당한 시간 허락
	- 강박행동에 대한 환자 욕구 인정과 공감
	- 적극적인 경청, 허용적인 방법으로 강박행동 받아들임
	- 신체적 보호 : 적절한 음식 섭취, 피로 예방, 피부보호, 감염 예방
	- 강박 억제 시 불안을 조절할 수 없어 공황 상태 유발
	  → 감정과 강박행동의 관련성을 이해시키고 서서히 제한하여 강박행위를 줄임
	  → 긍정적인 비의식적 행위를 강화 및 바람직한 대처 기전 강화
	  → 단순한 활동, 게임, 과제 마련

외상 후 스트레스장애(post traumatic stress disorder, PTSD) - 출제빈도 ★★★★★★★

- 극심한 위협적 사건이나 스트레스로 심리적 충격을 경험한 후, 특수한 정신적 증상이 유발되는 장애
- 외상적 사건에 대한(증상, 자극을 회피하려는 증상, 인지, 기분의 부정적 변화) → 외상 사건에 대한 반복적 회상, 악몽, 재경험, 과민상태, 회피상태
- 주요 우울증(대상자의 1/2 이상), 대상자의 1/2 이상 (공포, 알코올 중독, 기질적 정신장애)
- 감정을 표현하고 지지해줌, 과잉 각성이 나타나는 동안 대상자와 함께 있어 주며 대처 전략을 교육 → 조기 개입과 일상생활 복귀가 목표

전환장애(conversion disorder) - 출제빈도 ★★★★★★★★

- 무의식적인 내적 갈등으로 감각기관과 수의근계 기능 상실 증상화
- 갈등 해소 목적으로 신체적 원인이 아닌 하나 이상의 신경학적 증상 발생
- 마비, 감각 이상, 시력 마비 등의 증상이 갑자기 심해져서 주위 사람에게 큰 전시효과
- 심각한 신체 증상에 대해 걱정하지 않는 만족스러운 무관심
- 히스테리성 간질(가성 경련)로 남이 볼 때 다치지 않을 곳에서 쓰러짐
- 방어기제 : 억압, 전환 → 내적 긴장을 푸는 1차 이득과 관심, 보호, 체면 유지의 2차 이득
- 수동공격형, 의존성, 반사회적, 연극적 성격
- 지지적인 정신치료, 항불안제

성격장애 : A집단(기이함, 비상식적, 괴벽스러움) - 출제빈도 ★★★★★★★★

편집성 성격장애	특징	- 타인에 대해 경계적이며 적대적 불신, 의심이 많다. - 방어적, 습관적 소송, 투서, 의부증/의처증, 화를 잘 냄, 유머가 없다.

	– 방어기제 : 투사, 부정 간호중재 – 중립적이며 치료적 태도 유지, 환자의 인격을 일관적으로 존중 – 진솔하고 포용적인 태도를 유지하면서 신뢰 관계 구축 – 과도한 친밀감과 관심의 표현은 대상자의 경계심을 높일 수 있으므로 주의
조현형 성격장애	특징 – 사고, 지각, 언어, 행동 등에 기이한 증상, 조현병 병전 인격 → 망상이나 환각은 없다. – 편집성 사고, 사회적 관계에서 격리, 정서 제한, 부적절, 대인관계 장애(사이비 종교 교주) – 방어기전 : 취소 간호중재 : 지지, 자아경계 유지하도록 함, 집단치료에서 구조적이고 직접적인 방식 적용

성격장애 : B집단(변덕스러움, 감정적) - 출제빈도 ★★★★★★★★★★

반사회적 성격장애	특징 – 주기적으로 반사회적 행동을 보임, 통찰력이 부족한 행동, 충동적 행동, 반복적인 불법행위 – 초자아 미숙 : 자신의 행동에 대해 잘못했다는 느낌이 전혀 없다. – 타인의 권리, 사회규범 무시, 극도로 자기중심적, 범법자, 상습탈세자, 전형적인 사기꾼 – 방어기제 : 합리화 간호중재 : 사회적 책임감의 부족으로 치료가 어렵다.
경계성 성격장애	특징 – 여러 방면에 일관성 없고 행동이 폭발적으로 예측 불가, 심한 기분 변동 – 정상적 기분에서 우울, 분노 사이를 반복, 만성적 허무감, 권태, 자제력 결여 – 잦은 자해 시도, 자살 위협으로 타인의 행동 조정, 자기 파괴적 행동, 이분법적 사고 – 방어기제 : 퇴행 간호중재 – 환자의 무의식보다 현실에서 매일 경험하는 대인관계 상의 문제를 중심으로 해석하는 것이 효과적 – 치료자에 대해 일관성이 없다. → 치료 시 역전이 주의, 중립적이고 사무적인 태도 유지 – 주요우울증, 우울 신경증으로 발전하기 쉽다.
히스테리성(연극성) 성격장애	특징 – 인간관계에서 불성실하며 피상적이고 의존적, 변덕스러운 성격 – 과장된 표현으로 다른 사람의 관심을 끌기 위해 행동하나 실제로는 무능 – 자신에게 관심이 집중되길 원하며 주목받는 행동을 하나 자기 과시적이고 과장된다. – 지속적으로 깊은 인간관계를 못 맺음, 상대방 의사를 자기 환상대로 해석하며 조종 – 방어기전 : 해리 간호중재 – 대상자의 내적인 감정 상태를 분명히 알게 하는 것이 중요 – 치료과정 중 환자의 거짓 감정에 반응하지 않기 → 극적인 가성 병식 유의

성격장애 간호중재 - 출제빈도 ★★★★★★★★

일반적인 간호중재	자해로부터 보호 - 지속적 관찰로 자해 예방, 계획에 환자 참여 유도 - 분리 개별화 과정이 강한 의존 욕구가 관련된 것임을 인지 - 사회에서 용납될 수 없는 행동은 일관성 있고 확고한 제한 설정
정신 심리적 간호중재	- 내적 갈등의 표현을 격려하고 수용 - 상호 작용 높이기 위해 치료적 관계를 수립 - 스스로를 사랑하고 존중하여 자존감 증진 시킴
환경치료	- 일관되고 신뢰할 수 있는 따뜻하고 안정된 환경 조성 - 한계를 설정하여 대상자들이 자신의 행동에 책임지도록 설명 - 새로운 행동 반응을 시도할 때 격려 - 타인과 관계를 맺을 수 있는 기회 제공 - 가족과 동료의 칭찬으로 긍정적 상호작용 격려
인지행동 전략	- 반사회적 행동 경감 위해 역기능적 신념의 수정 - 바람직한 행동 시 반드시 긍정적 보상 제공 - 바람직하지 않은 행동 시 확고하고 일관성 있는 규칙 적용
신체활동	- 운동요법 적용 및 활동계획으로 긴장 완화 및 억압된 감정 표출을 도움 - 자존감 촉진을 위해 집단 활동 시 책임감을 부여하고 성취 완수 촉진 - 다양한 치료적 활동을 통해 건설적 에너지 발산
치료	- 항정신병약물 : 리스페리돈, 올란자핀 → 충동억제와 진정작용 - 항우울제 : SSRI → 대인관계 시 과민성, 우울증 동반 시 - 항불안제 : 과도한 불안 시 적용 - 심각한 자해 및 타해, 자살위험 시 입원치료

물질 및 중독 용어 정리 - 출제빈도 ★★★★

오용	처방된 약을 지시대로 사용하지 않거나 의학 목적으로 사용하지 않는 것
내성	반복적인 약물 사용 시 효과 를 얻기 위해 점차 용량을 증가시켜야 하는 상태
교차내성	특정 약물 지속적 사용 시 유사 종류 약물에도 내성이 생기는 것
남용	쾌락 추구를 목적으로 법규에서 벗어나는 정도의 약물 사용 혹은 과잉 사용
의존	약물의 지속적, 주기적 사용으로 약물 중단이나 조절이 어려운 상태로 신체적, 정신적 변화가 온 것 - 신체적 의존 : 반복적인 물질 유입이 습관이 된 상태로 사용중단 시 금단증상 발생 - 심리적 의존 : 정상적인 기능을 유지를 위해 약물이 필요하다고 느끼는 주관적인 경험
갈망	약물의 양성적 강화로 유발되는 조건화되고 장기간 지속되는 욕구 반응
중독	해로운 결과가 예측됨에도 약물 사용에 대한 강박적 집착을 갖는 것, 심각한 신체적·심리적 의존상태, 사회적·직업적 문제가 야기되는 병적 상태
플래시백	환각제 사용중단 후 환각제 중독 때 경험했던 지각장애 증상을 경험

관문약물	다른 불법 약물을 사용하게 하는 데 다리 역할을 하는 약물, 주로 담배, 술, 마리화나가 해당
과정중독	물질 중독은 아니나 개인적, 사회적으로 폐해가 많고 통제력을 잃고 반복하는 행동 → 쇼핑중독, 도박중독, 인터넷 중독, 일 중독, 성 중독, 음식 중독 등
금단증상	약물 사용을 줄이거나 중단하면 나타나는 증상으로 손 떨림, 불안, 초조, 다한, 심계항진, 빈맥, 불면, 오심, 구토, 환각 등이 나타나는 현상

알코올 장애의 종류 - 출제빈도 ★★★★★★

알코올 중독	안구진탕, 어눌한 말투, 운동조절 장애, 불안정한 보행, 집중력과 기억력 손상, 혼미, 혼수 등
알코올 금단증상	- 알코올 중독자가 과음을 갑자기 중단하거나 감량 후 발생 - 증상 : 손, 혀, 눈꺼풀의 거친 경련, 피로감, 허약감, 오심, 구토, 초조, 혈압과 맥박상승, 불안, 불면증, 손 떨림 증가 등
알코올 진전 (금단) 섬망 (delirium tremens)	- 지속적인 과음자가 갑자기 음주 중단, 감량 시 발생하는 급성 정신증적 상태 - 증상 : 알코올 중단 후 24~72 시간 사이에 발생하며 48~72 시간 사이 가장 심함, 1주 간 지속 → 환시, 상징적 동물, 벌레같이 작은 생물체가 보임, 섬망, 환각, 진전, 혼동, 불면, 동공확대, 고혈압, 발열, 심계항진, 발한, 지남력 상실, 뇌전증(간질) 발작 등
알코올성 환각	- 원인 : 지속적인 환청, 환시 동반, 술을 끊거나 감량 후 48시간 이내 - 증상 : 기억력 장애, 계획하거나 관리하는 일에 장애 발생, 섬망과 같은 의식장애와 신체적, 정신적 장애는 없음 → 감각기능 정상적이어도 시공간 능력 장애 발생
알코올성 기질장애 증후군	베르니케 증후군 - 원인 : Thiamine(비타민 B1) 및 영양 결핍 - 증상 : 시신경마비, 기억상실, 섬망 및 의식장애, 보행실조, 운동실조, 의식혼탁 → 혼수상태 코르사코프 증후군 - 원인 : 베르니케 징후의 잔재로 오는 만성적 장애 - 증상 : 혼란, 기억손상(최근 기억), 작화 증, 만성 중독 시 티아민과 니아신 결핍으로 대뇌와 말초신경의 퇴행성 변화 → 사지의 다발성 신경염(발, 사지의 통증이 심해 발뒤꿈치로 걸음)
알코올성 치매	- 장기간 음주로 인한 인격 와해, 감정 불안, 치매로 발전 - 비타민 결핍으로 인한 2차적 기질장애

물질관련 장애의 간호목표 - 출제빈도 ★★★★★★★

금단증상 및 진전 섬망 간호	- 금단증상이 심하면 대체 약물 처방(아편 : methadone, barbiturate-benzodiazepine) - 약물 금단으로 인한 경련, 발작에 대비 - 지지적, 조용한 환경 조성 - 적절한 영양 공급으로 탈수 예방 - 수액 공급 - 비타민 투여

주요 및 경도 신경인지 장애 간호 - 출제빈도 ★★★★★★★★★★★

간호중재	- 최적의 신체 건강 유지 → 최적 수준의 기능 촉진, 최대한 독립적으로 기능 - 개인위생을 효과적으로 수행하도록 하고 외상으로부터 안전하게 보호 - 적절한 영양 섭취와 배설이 이루어지도록 조치 - 통증을 세밀히 관찰하고 불면이 있는 경우 낮잠을 줄이고 낮 동안의 활동을 격려

치료적 환경 조성	긍정적, 지지적, 자극이 적고 안정된 환경이 필요 → 주변 환경과 상호작용을 통해 소속감
	대상자의 감각적 자극 조절을 위해 주위 환경을 관리
	  - 게시판, 시계와 달력은 알아보기 쉽도록 숫자가 큰 것으로 걸어두는 것이 좋음
	  - 면회객 제한, 동일한 치료자 → 주위로부터 지지받으며 존엄성을 유지
	  - 밤에 소등 금지하고 조명을 조절하여 환각, 착각으로부터 보호
	    → 취침 시 따뜻한 음료 또는 소량의 안정제/수면제 투여
	독립적 기능 증진
	  - 일관성 있고 구조화된 일과 : 기억력과 지남력을 증진
	  - 주어진 과업은 충분한 시간을 주어 성취 격려
	의사소통
	  - 분명하고 낮은 목소리, 소음 없는 상태에서 대화
	  - 반복하여 묻는 경우 같은 단어 사용
	  - 폐쇄적 질문 : 이해하지 못할 때 몇 분 후에 반복, 간단한 문장 사용
	  - 논쟁을 하거나 직면하지 않음
	  - 꾸며낸 이야기(작화증)에 대한 반응 시 환자 표현의 느낌에 반응할 것
	사회화 촉진
	  - 현실안내요법 : 현실을 상기시킴
	  - 그림요법 : 색채 → 시각 자극, 방향감각 증진, 최근 기억력 회복
	  - 회상요법 : 과거 경험, 오래된 기억을 활용하여 즐거움과 슬픔이나 분노를 표현
	  - 애완동물 요법 : 진정 효과, 위안과 사랑, 애정을 증진, 감각 촉진, 기억력 증진
	  - 음악요법, 신체적 접촉(춤), 음식(요리요법) : 대상자의 자부심과 재사회화 촉진
	  - 작업요법 : 단순한 활동 - 수건이나 베갯잇을 개는 일로 자존감 증진 시킴
	  - 집단치료(소집단 활동) : 안전하고 긍정적인 분위기, 참여할 동기를 부여
	가족 중재
	  - 가족 지지 : 심리적 지지, 부정, 과잉 반응, 분노, 죄책감 등에 대해 지지
	  - 가족 단위 유지 : 가족이 돌봐야 하는 책임감에서 벗어나도록 가족 구성원, 친척, 간병인, 주간
	    보호센터, 치매 건강센터 등 이용하도록 함
	  - 가족 교육 : 기억력 및 인지기능을 촉진 시킬 수 있는 효과적인 방법 교육

신경성 폭식증(Bulimia nervosa, B/N) - 출제빈도 ★★★★

식사 조절량의 상실로 단시간 내에 멈추지 못하고 폭식
먹는 중에는 섭취 중단이나 양의 조절이 불가능 → 식사 중 통제력 상실
체중증가를 피하기 위한 반복되는 부적합한 행위 반복
→ 식후 손가락을 넣어 스스로 토하기, 하제, 관장, 이뇨제 등 약물 오용
→ 행동 후 자기 혐오감, 죄책감, 우울 증상 보임

남:여 = 1:6~10, 15~18세, 여성 호발 (전체 B/N 중 0.4~20%가 남자)
치아 부식, 전해질 불균형, 위확장 및 파열, 정상에서 약간 낮은 체중, 이하선 종창, 못 박힌 피부, 손등의 흉터, 말초부종, 근육약화, 심근장애, EKG 변화
장기간 폭식 후 단식
 - 배출형 : 정기적인 자가유도 구토, 하제, 이뇨제, 관장 오용
 - 비배출형 : 폭식 삽화 동안 굶는 등의 부적절한 보상행동, 과도한 운동 → 배출형의 행동은 나타나지 않음

섭식장애 간호중재 - 출제빈도 ★★★★★★★★★★

안정된 영양	- 급식 및 섭식장애의 가장 우선적인 중재이며 이후 인지행동치료 진행 - 식사 시간, 일정한 섭취량 유지, 식사 중·후 관찰, 체중 측정 → 구조화된 환경 조성 - 적절한 섭식 행동에 대한 보상계획 → 유동식으로 체중증가 안되면 TPN, 비위관영양 제공 - 영양과부족이 신체에 미치는 영향 및 바람직한 목표체중과 체중증가 관련 교육 - 매일 섭취량과 배설량을 확인
인지 행동 중재	- 대상자의 우울, 불안, 강박사고 개선, 신체상, 체중, 음식에 대한 왜곡된 인지 수정 (예 : 튼튼해 보인다 → 뚱뚱해 보인다) - 체중감소에 대해서는 벌하거나 괴롭히지 않기 - 행동 수정 프로그램은 대상자가 음식 선택에서 통제력을 기르는 섭식 환경제공 - 집단상담, 과식자 동우회(OA : overeaters anonymous)
운동 요법	- 운동의 목표는 칼로리 소모가 아니라 체중증가에 있음을 인지 - 적절하고 점진적인 운동프로그램 시작
심리적 중재	- 대상자의 감정을 표현하도록 지지, 자기 주장훈련, 나 전달법 - 자신의 장점, 자신에 대한 긍정적 사고 및 현실적 사고 격려 - 혼돈된 가족 경계와 과잉 보호로 부터 벗어나 개인적 정체감 확립 - 가족 내 갈등을 직면, 직접적, 건설적으로 문제 해결 - 집단치료를 통해 사회적 동맹을 강화, 감정지지 및 격려
약물요법	- 폭식증 : 항우울제는 과식 빈도와 구토로 체중을 조절하는 반응을 낮춰줌 - TCA(삼환계 항우울제), SSRI(세로토닌재흡수 억제제), MAO 억제제 등

수면장애 간호중재 - 출제빈도 ★★★★★★★★★

수면장애를 일으키는 원인을 알고 해결: 강박적 성격 성향, 정신-신체적 질환, 신체 구조적 결함, 스트레스, 생활주기 변화, 약물 또는 기타물질 사용
수면 문제와 관련된 감정을 표현하도록 격려, 표현된 감정은 수용
수면 위생을 지키고 건전한 수면 습관을 가짐
수면을 증진 시키기 위한 새로운 방법을 시도 : 인지 행동 요법, 복식 호흡법, 점진적 근육 이완법, 명상, 음악요법, 수면 체위 조절 등
약물치료 및 기타 치료에 대해 교육, 활용
 - 불면 치료 : 수면제 benzodiazepine(졸피뎀) 약물
 - 과수면 치료 : 중추 신경자극제 amphetamine, 항우울제 fluoxetine
 - 기면증 치료 : CNS자극제 methylphenidate, amphetamine
 - 호흡 관련 수면장애 : 정신자극제 acetazolamide, clomipramine

- 일교차성 수면장애
  → chronotherapy(시간요법) : 수면각성주기와 일치시킴, 취침시간을 점차 늦추거나 전진 조절하여 수면 질 높임
  → light therapy : 강한 인공광선에 노출하여 수면 위상을 변화시킴, 밤-수면시작 지연, 새벽-기상시간 당김

성 관련 장애 종류(DSM-5) - 출제빈도 ★★★★★★★★★★

성별 불쾌감 (gender dysphoria)	- 정상 신체해부학적 성에 대해서 지속적으로 부적합, 불편감 느끼고 반대의 성을 갈망 → 2년 이상 지속 시 - 어린 시절에서 부터 여성이나 남성의 역할을 거부하는 것을 인지 - 동성의 부모의 부재로 동일시 경험을 못한 경우에 성인이 되어 발생 위험 - 성전환수술을 한 사람(trans-gender)
성도착 장애 (sexual deviation, paraphilic disorders)	성애물장애, 물품음란 장애 　- 무생물인 물건에 성적으로 흥분을 느끼며 집착하는 경우 　- 주로 여성의 브래지어와 내의, 부츠와 같은 신발, 스타킹 등 기타 착용물 　- 물품을 문지르거나 만지고 냄새를 맡으며 자위행위를 하고, 성교 시 상대방에게 착용 요구 노출증(exhibitionism) 　- 예기치 않은 낯선 사람 혹은 이성 앞에서 자신의 성기를 내보이며 성적 만족 지향 　- 대부분 정상적 성행위에 자신감 없는 경우 마찰도착증(ferotteurism) 　- 동의 없이 일방적으로 다른 사람을 만지고 문지르는 행위를 통해 성적 만족 지향 　- 복잡한 대중 장소, 교통수단을 이용
성기능장애 (sexual dysfunction)	성적 욕구장애 : 성적 욕구 저하, 남자 < 여자 성적 혐오장애 : 성관계 중 파트너와의 성기접촉에 대한 혐오, 적극적 회피 성적 흥분장애 　- 성행위 시 흥분이 지속적으로 억제되는 경우 　- 남성은 발기 장애, 여성은 흥분 장애 성적 절정감 장애 　- 흥분기에 이어서 반복적 혹은 지속적으로 절정감(orgasm)이 억제되는 경우 　- 조루증(premature ejaculation), 여성 절정감 장애, 남성 절정감 장애 성교 통증 장애 　- 기능성 불쾌감 : 성교 전후 반복적이고 지속적인 통증 　- 기능성 질경련 : 질의 불수의적 근육경련으로 반복적, 성행위를 방해

자폐스펙트럼장애(autistic spectrum disorder) - 출제빈도 ★★★★★★★★★★

주로 30개월 이전의 광범위 발달장애로 영아와 아동기에 발생하며 사회적 상호작용에 대한 장애를 가지고 반복적이고 제한적인 행동을 보이는 특징을 지닌 행동증후군
- 사회적 상호작용 장애 : 눈 맞춤, 신체접촉 피하고 혼자 지내려 함, 유아기에 미소가 거의 없으며 사람이 아닌 대상이나 물품에 관심(세탁기, 장난감 등)
- 언어적, 비언어적 의사소통 장애 : 옹알이 없는 언어발달의 지연, 의사 표현은 있으나 소통은 곤란, 이해할 수 없는 언어, 괴상한 소리, 울음

- 상동 행동 장애 : 발가락 끝으로 걷거나 몸을 주기적으로 흔들기 등 괴상한 행동을 반복, 새로운 환경에 대해 수용하지 못하고 똑같은 것을 고집
- 지능장애 : IQ 50 이하(40%), IQ 50~70(30%)
- 지각장애 : 감각에 대한 과대 또는 과소 반응

ADHD 간호중재 - 출제빈도 ★★★★

- 아동의 한계를 받아 들이고 운동, 노래 같은 간호 중재를 통해 에너지를 배출할 수 있도록 한다.
- 주의 산만을 줄이기 위해 사람이 많은 곳을 피한다.
- 엄격한 훈련을 하며, 가끔 소아로부터 떨어져서 지낸다.
- 가정 내에서 일상적 활동을 제공한다.
- 구체적이고 단순한 지시한다.
- 대상자를 이웃 사람들의 과장된 반응에서 보호한다.

MEMO

CHAPTER 1.

INTERNATIONAL MEDICAL
RESOURCE NETWORK

간호관리학

간호관리체계 모형 - 출제빈도 ★★★★★★★★

투입	간호인력, 물자(시설, 건물, 장비), 자금(재정), 정보, 기술, 시간, 환자 등 인력은 소비자 투입과 생산자 투입으로 구분 　- 소비자 투입 : 환자의 상태와 간호요구도 　- 생산자 투입 : 간호직원의 기술, 경험, 태도, 교육 및 훈련 등
변환과정	- 관리과정 : 기획, 조직, 인사, 지휘 및 통제 - 관리지원 기능 : 의사결정, 의사소통, 동기부여 및 갈등관리, 간호전달체계 등
산출요소	- 투입요소가 전환과정을 거쳐 얻은 결과 물로 간호생산성을 측정하는 지표이다. - 간호서비스의 양(간호시간), 간호서비스의 질(우수성의 정도), 환자 만족과 직원 만족, 직원개발(간호직원의 성장 및 만족), 연구(간호연구 성과), 재원일수, 환자의 간호상태(건강회복, 재활, 질병으로부터의 보호, 건강증진, 존엄사 등), 간호교육, 간호생산성, 조직개발 및 조직활성화, 간호직원의 결근율 및 이직률, 간호원가, 비용편익 등
환류(feedback)	내부환경과 외부환경의 상호 작용으로 재정보고서, 질 평가 보고서, 직원에 대한 동료평가, 인준조사 보고서 등

과학적 관리론 - 출제빈도 ★★★★★★★★

테일러(F. Taylor)에 의해 발전되었으며 과학적 관리론의 궁극적인 목적은 생산성과 효율성의 향상이다.

특징	- 근로자의 효율성과 생산성을 향상시키는 방법에 과학적 원칙을 적용했다. - 직무의 표준화를 주장했으며, 생산율에 따라 보수를 지급하는 제도를 채택했다. - 조직 전체의 합리화가 아닌 공장 내부의 합리화를 시도하였다. - 공식적 조직(계층제나 분업체계)을 중시하였다. - 종업원의 인간성을 경시하면서 경제적·합리적 인간관을 강조하였다. - 과업의 표준화를 위해 지나치게 유일 최선의 방법만을 강조하였다. - 과학적 관리는 관리자의 명령과 통제에 의한 일방적 경영관리이다. - 과학적 관리는 작업의 과학, 노동의 과학이지 경영의 과학이 아니다. - 간호사들이 수행하는 간호업무를 표준화하기 위해 각 간호 행위별로 시간-동작 분석을 한 후 핵심간호기술 가이드라인을 개발하는 데 적용된 이론이다. - 신규간호사의 비율이 높아짐에 따라 환자안전과 간호생산성이 저하되고 있을 때 과학적 관리론에 근거하여 이를 해결하고자 한다면 업무표준화를 적용해야 한다.
장점	- 관습, 감정, 직관을 배제하고 과학적 원칙을 적용하여 생산성 증대를 가능하게 하였다. - 간호업무기준, 작업표준, 지침서 등 실무나 연구 분야에 과학적 체계론적 기틀을 마련하였다. - 시간과 동작연구에 의한 업무의 표준화와 일일 과업량을 설정하였다. - 노동조건의 표준화와 임금의 표준화를 이루는 기초가 되었다.
단점	- 관리자의 일방적인 명령과 통제에 의해 생산성만을 강조하여 인간성이 경시된 편향적 관리였다. - 근로자의 업무수행에 중점을 둔 노동방법의 표준화로 인해 개인차가 고려되지 못했다. - 성공에 대한 높은 임금 지급이 있었으나 미달 시에는 임금 삭감되었고, 과업 달성의 기준이 일류 직공만이 달성 가능한 정도로 높았다.

운영적 기획 - 출제빈도 ★★★

- 하위 조직단위의 활동에 대한 기획으로 확실성이 높은 환경에서의 기획이다.
- 일선관리자층 또는 일반구성원이 주관하는 단기기획으로 중기적인 목적의 수행과 관련이 있다.

기획의 계층화 개념 - 출제빈도 ★★★★★★★★★

비전	- 조직의 사업 영역과 성장 목표가 명시된 조직의 바람직한 미래상으로 구체적인 미래를 설명한다. (예 : 최상의 진료로 가장 신뢰받는 병원, 21C 세계 의료의 리더를 양성하는 병원)
목적(Purpose) 및 사명(Mission)	- 조직의 사회적 존재 이유 혹은 존재가치로서 조직의 사명을 명시한 것으로 기획계층의 상부에 위치하며 철학, 목표의 지표가 된다. (예 : OO병원은 세계 최고수준의 의료기술과 진료를 통해 인류가 건강하고 행복하게 삶을 영위하도록 한다.)
철학	조직의 목적 달성을 위해 조직구성원을 움직이게 하는 가치 또는 신념을 진술한 것이다.
목표	- 목적을 구체적 수치로 표현한 것으로 조직구성원에게 제시하는 구체적 행동지침이며 업무를 수행하는 최종 지점이다. - 조직의 비전을 실현하고 목적과 사명 및 철학을 실천하기 위한 구체적인 행동지침이다. (예 : 손씻기 모니터링을 4회/년 실시하여 작년대비 평균 수행률을 5% 향상시킨다.)
정책	조직의 목표를 성취하기 위한 방법을 제시하고, 목표를 행동화하기 위한 과정 및 활동 (행동)범위를 알려주는 포괄적인 지침으로 암시적인 경우도 있고, 문서화되는 등 직접적으로 표현되는 경우도 있다.
절차	- 이론적 근거에 따라 단계적·순서적으로 활동을 기술하여 특정 업무를 수행하도록 제시하는 것으로 정책보다 자세한 업무행위의 지침이다. - 신규간호사의 업무수행을 위하여 표준화한 간호업무 방법과 기술에 대한 지침은 절차에 해당한다.
규칙	절차에 관련되어 행동을 지시하고 특별한 상황에서 행해야 할 것과 금지해야 할 것을 알려주는 명확한 지침이다.
계획안	기획보다 하위의 구체적 개념으로 기획의 결과물이며 목표 달성을 위한 수단을 구체화한 청사진이다.

MBO의 구성요소 - 출제빈도 ★★★★

목표설정	- 목표관리에서 가장 중요한 것은 명확한 목표의 설정이다. - MBO의 목표는 조직 전체의 목표와 조화를 이루고, 조직의 모든 수준에서 목표관리 접근에 부합되어야 한다. 조직구성원 개인 차원에서의 목표를 먼저 설정하는 것은 옳지 못하다. - MBO의 목표는 기획의 기술적인 측면과 인간적인 측면을 동시에 고려해야 한다. - MBO의 목표는 목표수행에 참여하는 자들에 의해 공식화되어야 한다. - 설정된 목표가 유용하지 않을 경우 변화나 삭제가 가능할 만큼 목표관리의 목표는 유연성이 있어야 한다. - MBO의 목표는 측정 가능하여 관찰 가능하고 행동용어로 기술되어야 하며 결과가 실제적으로 측정 가능해야 한다.
구성원의 참여	구성원들이 자신의 수행할 목표를 상사와 협력하여 설정하기 때문에 구성원들의 직무 만족도가 높아지고 생산성이 증가하게 된다.

피드백	목표를 수량화하여 구체적으로 명시함으로써 관리자가 구성원들의 업무진행 상황과 평가에 관한 정보를 제공할 수 있다.

간호수가의 개념 - 출제빈도 ★★★★★

- 간호사가 대상자에게 제공한 간호행위의 대가로 진료비를 산정하는 방식이다.
- 우리나라 간호수가는 행위별수가제(40여 항목)와 일당수가제가 적용된다.

조직구조의 유형 - 출제빈도 ★★★★

라인 조직 (계선조직, line organization)	- 공식 조직의 가장 오래된 조직구조로서 단순한 조직구조이며 계층적 구조를 이루는 조직이다. - 책임과 권한의 한계가 명확하여 업무수행이 용이하다. - 관리자는 부하에게 강력한 통솔력을 발휘할 수 있고 의사결정이 신속하다.
프로젝트 조직 (project organization)	- 조직에 기동성을 부여한 일종의 대체 조직이며, 특정한 과제 또는 목적을 달성하기 위해서 만들어진 임시적·동태적 조직이다. - 예를 들어 간호·간병통합서비스 병동을 증축하고자 할 때 병원의 다양한 분야에서 근무하던 팀원들이 병동증축추진팀으로 조직되어 병동 증축팀에서 근무하고 증축이 완료되면 자신의 부서로 돌아가는 형태의 조직이다.
위원회 조직	- 각 부서 간 또는 명령계통 간 의견의 불일치나 갈등을 조정하려는 조직으로 단독적인 결정과 행위에서 오는 폐단을 방지하고자 여러 사람으로 구성된 조직이다. - 여럿이 함께 합리적인 의사결정을 함으로써 계층제의 경직성을 완화하고 조직의 운영과 의사결정에 합의성과 민주성이 확보된다.

간호인력 산정을 위한 접근방법 - 출제빈도 ★★★

관리공학적 방법	- 간호부서의 행동 목표를 기술하고, 간호해야 할 환자의 유형에 따라 간호 표준을 기술하고 그 표준에 따라 정해진 업무수행 빈도와 난이도를 기초로 해서 간호사 대 환자의 비율을 결정한다. - 계속적인 평가와 질 통제 방식에 따라 필요한 인원을 모집 및 선발한다. - 간호의 질, 돌보아야 할 환자 유형, 병상수용 능력 등을 분석하여 인력을 결정한다.

간호전달체계의 유형 - 출제빈도 ★★★★★★★★★★

기능적 분담방법 (functional method)	- 간호업무를 기능별로 나누어서 각 간호인력이 전체 간호업무들 중 한 두 가지씩 기능을 분담하게 하는 방법이다. - 자신의 역할에 대한 동기유발 정도가 낮아 업무에 대한 만족도가 낮고 자신의 업무가 아닌 경우에는 환자의 요구를 간과하게 된다. - 책임의 소재가 불분명해질 수 있으며 간호사들 간의 의사소통이 제대로 이루어지지 않는 경우에는 간호서비스 전달이 지연되고, 기계적인 간호활동으로 환자를 간호하는 것이 비인간화, 단편화될 수 있다. - 전체적인 환자의 요구를 잘 알고 환자간호의 다른 측면을 조정할 수 있는 조정자가 많이 필요하기 때문에 비용 면에서 효과적이지 않다.

모듈방법 : 팀간호방법 + 일차간호방법	- 간호사들은 자신의 업무 결과에만 관심을 두기 때문에 전반적인 환자간호의 결과에는 별 관심이 없다. - 대량 응급환자 발생 시 간호사에게 특정 업무를 반복 수행하게 함으로써 업무의 효율성을 높이고자 할 때 적용할 수 있다. - 모듈방법은 환자간호의 전달체계에 있어서 전문직원과 비전문직원이 함께 일한다는 점은 팀간호와 유사하고 환자가 입원해서 퇴원할 때까지의 간호를 담당하는 것은 일차간호와 유사하다. - 일차간호방법에서 일차간호사가 24시간 환자의 간호를 책임지는 것과 달리 모듈방법에서는 2~3명의 간호사가 책임을 공유하며 병동을 구역별로 구분하여 환자를 배정한다. - 팀간호방법에서는 팀 리더인 간호사가 환자의 간호를 이끌어 나가지만 모듈방법에서는 각각의 간호사가 일정 수의 환자들에게 직접 간호를 전달하고 비전문인들로부터 도움을 받는다.
사례관리	- 사례관리란 포괄수가제(DGR) 개념이 도입되면서 적용된 방법으로 표준진료지침서를 사용하여 특정기간 내 수행될 건강관리팀의 의무와 이를 통해 기대되는 환자의 결과를 미리 예상하여 건강서비스를 제공하는 방법이다. - 표준진료지침(CP : Critical Pathway)은 특정 진단명에 대한 의료서비스의 제공순서와 시점 등을 미리 정해둔 표준화된 주요 진료과정으로 의료팀이 어떠한 의료행위를 절차에 맞게 제공할지를 도식화한 것이다. - 건강관리 서비스에 대한 질적 관리의 효율성 측면에서는 중재에 따른 환자의 결과를 예상할 수 있으며 계획된 환자의 결과를 보고·평가함으로써 문제 해결이 즉시에 이루어질 수 있다. - 간호실무의 초점이 단순 업무에서 사례에 대한 책임으로 바뀌게 되어 간호사의 책임감과 자율성 향상 및 전문간호사 제도의 활성화를 기대할 수 있다. - 환자간호에 대한 표준설정의 기틀을 마련할 수 있으며, 간호표준의 실천 및 평가와 직접간호시간의 증가를 통해서 환자중심의 간호를 적극 실현할 수 있다. - 신체적, 정신적, 경제적 문제로 힘들어하는 대상자에게 다학제 지원을 하고자 한다면 가장 먼저 팀을 구성해야 한다.

조직문화의 정의 - 출제빈도 ★★★★

- 조직문화는 집단에서 자연발생적으로 생기는 규범이다.
- 조직문화는 지배적 가치로 사람들이 상호작용할 때 관찰 가능한 행동의 규칙성이다.
- 조직문화는 사용하는 언어나 존경 또는 복종의 표현방식 등을 의미한다.
- 조직구성원 모두가 공유하는 가치와 신념, 규범과 전통, 관리 관행, 행동 양식, 지식과 이념, 습관과 기술, 상징과 이미지 등을 포함하는 거시적이고 복합적인 개념으로 조직구성원의 가치판단과 행동패턴에 영향을 주는 것을 말한다.

직무수행평가 - 출제빈도 ★★★★★

개념	- 직원들이 얼마나 만족하며 성공적으로 직무를 수행하고 있는가를 판단하는 활동이다. - 일정기간에 직원들이 그들의 업무를 얼마나 잘 수행했는지에 대한 정기적이고 공식적인 평가를 말한다.
방법을 기준으로 한 직무수행평가	도표식 평가척도법 : 세계적으로 가장 많이 사용하는 방법으로 한 편에 근무실적, 능력, 태도 등을 나타내는 평가요소를 나열하고 다른 편에는 우열을 나타내는 등급을 어구나 숫자로 표시한다.

	강제배분법 - 절대평가의 단점인 집중화, 관대화 경향을 막기 위하여 사용되며, 피평가자들을 우열의 등급에 따라 구분한 뒤 몇 개의 집단으로 분포비율에 따라 배치하도록 강제하는 방법이다. - 업무수행 평가 시 간호관리자의 관대화 경향 오류를 줄이기 위한 방안이다. 중요사건기록법 : 근무 성적에 영향을 주는 중요사건을 객관적으로 기록하여 평가하는 방법이다. 서열법 : 평가자가 자기 감독하에 있는 직원을 그 업적에 따라 순위를 매겨 평가하는 방법이다. 행동기준척도법(BARS, 도표식평가척도법 + 중요사건기록법) : 평가의 임의성과 주관성을 배제하기 위하여 도표식평가척도법에 중요사건기록법을 더한 방법이다.
오류	- 후광 효과(헤일로 효과, 연쇄 효과) : 피평가자의 긍정적 인상에 근거하여 모든 수행 측정에 높은 점수를 주는 경향을 말한다. - 혼 효과 : 후광 효과의 반대로 평가자가 지나치게 비평적인 성향일 때 피평가자는 실제 능력보다 더 낮게 평가된다. - 관대화 경향 : 평가자가 평가에서 지나치게 관대하여 피평가자는 그의 실적과 상관없이 높은 점수를 받게 되는 것이다. - 중심화 경향(집중화 경향) : 아주 높은 평점이나 아주 낮은 평점을 피해 모든 직원들에게 중간 범위의 점수를 주는 경향을 의미한다. - 근접착오 : 시간적 오류로 볼 수 있으며 평가자가 평가를 할 때 최근의 실적이나 능력 중심으로 평가하는 데서 발생하는 오류로, 최근의 일들이 평가에 영향을 미치는 경우이다. - 규칙적 착오(총체적 착오) : 평가자의 평가기준이 일정하지 않아서 관대화, 엄격화 경향이 불규칙하게 나타나는 현상으로 언제나 후한 점수 또는 나쁜 점수를 주는 경향을 말한다. - 선입견에 의한 착오(상동적 착오) : 사람에 대한 경직된 편견이나 선입견 또는 고정관념에 의한 오차를 뜻하며 성별, 종교, 연령, 출신학교, 출신지 등에 따라 판단하는 경우이다. - 논리적 착오 : 2가지 평가요소 간에 논리적인 상관관계가 있는 경우, 어느 한 요소가 우수하면 다른 요소도 우수하다고 쉽게 판단하는 경향을 말한다.

보상의 종류 - 출제빈도 ★★★★★

내적 보상	탄력적 근무시간 제도(주 5일제 근무 등), 근무표 조정, 자율성 및 기능의 다양성 제고, 조직에서의 인정감 부여, 보다 흥미있는 업무, 보다 많은 책임감 부여, 보다 많은 개인적 성장기회와 의사결정에의 참여 등 비금전적 형태로 지급되는 보상이다.
외적 보상	임금, 의료지원, 연금보조, 체육시설 제공 등 금전적 형태로 지급되는 보상이다.
내적 보상이 외적 보상보다 더 중요한 이유	- 내적 보상은 외적 보상에 비해 보상으로서의 영향력이 크며 동기 유발에 더욱 효과적이다. - 외적 보상이란 한정되어 있으며, 구성원들이 일의 만족스러운 성과보다는 임금을 올리는 것과 같은 외적인 요인에만 관심을 가질 우려가 있다.

직원훈육 - 출제빈도 ★★★★★

직원 훈육의 원칙	- 최선을 다할 것을 예상하는 긍정적인 자세를 갖게 하는 과정이다. - 구성원들과 규칙과 규정에 대해 의사소통하여 충분히 이해하도록 한 뒤 적용해야 한다. - 신속하고 주의 깊게 비공개적으로 사실을 조사하여 자료를 수집한다.

	- 훈육행위에 앞서 훈육의 규칙과 규정을 명확히 설정하고 일관성 있게 적용한다. - 직원의 상황을 고려하여 공개적보다는 프라이버시를 지켜주며 훈육해야 한다. - 사람이 아닌 문제가 된 행위에 초점을 맞추고 상황이나 능력에 따라 유연성 있게 대처해야 한다. - 훈육 후 행동변화의 여부를 반드시 확인하도록 한다.
직원 훈육의 과정	면담 → 비공식적 질책(견책)이나 구두경고 → 공식적 견책이나 서면경고 → 무급정지 → 사임이나 해고

상황이론 – 출제빈도 ★★★★★★★★

상황적합성 이론
(피들러, F. Fiedler)
	- 기존의 리더십 유형이론을 반박하고 효과적인 유형은 상황에 따라 달라진다는 상황과 유효한 리더십의 관계를 주장하였다.
	- 최초로 상황변수를 도입하여 리더와 상황과의 적합관계가 리더십 유효성에 가장 중요함을 밝혔다.
	- 상황의 분류 : 원인변수, 상황적 매개변수, 결과변수 이상 3가지 상황 변수의 조합이 리더에 대한 '상황의 호의성'을 결정하게 된다.
	- 리더의 유형
	  → 피들러의 리더십 상황모델에서는 리더의 유형을 분류하기 위해 LPC(Least Pre-ferred Co-worker) 점수를 사용한다.
	  → LPC 점수란 리더가 가장 싫어하는 동료를 어떻게 평가하느냐에 대한 점수이다.
	  → 리더의 LPC 점수가 낮을수록 과업지향적 리더(task-oriented leader)에 해당한다.
	  → 리더의 LPC 점수가 높을수록 관계지향적 리더(relation-oriented leader)에 속한다.
	- 리더가 처한 상황의 호의성을 높일 수 있을 때 리더십도 촉진된다.
	- 집단의 성과가 지도성 유형과 리더에 대한 상황의 호의 정도에 따라 나타난다는 것을 보여준다.
	- 효과적 리더십(상황과 리더와의 관계)
	  → LPC 점수가 낮은 리더 : 상황이 유리하거나 불리할 때는 과업지향적 리더십이 효과적
	  → LPC 점수가 높은 리더 : 상황이 중간 정도일 때에는 관계지향적 리더십이 효과적

상황대응
리더십이론
	- 허시와 블랜차드가 오하이오 대학의 리더십 연구를 바탕으로 리더의 행위를 과업행위와 관계행위의 2차원(구조와 배려의 측면)에 구성원의 성숙도를 추가하여 리더십에 관한 3차원 모형을 제시하였다.
	- 상황대응 리더십이론의 초점은 리더십 효과가 구성원의 성숙도 수준에 달려 있으며 하급자의 성숙도를 높이는 것이 리더의 임무라고 하였다.
	- 가장 이상적이고 최선의 리더십 유형은 없으며, 리더십 유형은 그때그때의 상황에 따라 달라져야 한다고 주장하였다.
	- 상황대응 리더십이론의 리더 유형
	참여적 리더십
	  → 관계지향적 행동은 높고 과업지향적 행동은 낮다.
	  → 의사결정 과정에서 부하와 의견을 교환하면서 조정하는 리더십 유형으로 부하들과의 인간관계를 중시하며 민주형에 가까운 행위를 보이는 유형이다.
	지시적 리더십
	  → 관계지향적 행동은 낮고 과업지향적 행동은 높다.
	  → 일방적인 의사소통과 리더 중심의 의사결정을 하는 전제형의 지도자 유형으로 부하직원의 성숙도가 낮은 사람에게 효과적이다.

질 관리 분석 도구 - 출제빈도 ★★★★

관리도 (control chart)	- 런차트의 기본자료 위에 통계적인 방법으로 도출된 상한선과 하한선을 표시하여 변이의 의미를 파악한다. - 변이와 원인을 조사함으로써 업무수행 과정에서 발생되는 문제를 지속적으로 관찰하고 조절하여 이를 향상시킬 목적으로 사용한다. - 관리도는 통계적으로 관리한계선을 결정하기 위한 단순한 방향도표이다. - 각각의 측정치들이 관리 상한선을 넘을 경우 원인을 파악하고 관리할 필요가 있다.
흐름도 (flow chart)	- 특정 업무과정에 필요한 모든 단계를 도표로 표시하거나, 미리 정의된 기호와 그것들을 연결하는 선을 사용하여 그린 것이다. - 순서도 또는 플로우차트(flow chart)라 하고, 질 관리과정을 분석하고 개선하려 할 때 유용한 도구이다. - 프로그램의 흐름이나 어떤 목적을 달성하기 위한 처리 과정을 표현하는 데 사용할 수 있다. - 투약오류와 관련된 문제를 규명하기 위해 의사의 처방 행위부터 간호사의 투약행위까지의 전 과정을 도식화하여 확인할 때 사용한다.

간호의 질 관리 접근 방법(도나베디안, Avedis Donabedian) - 출제빈도 ★★★★★★★

구조적 평가 (구조적 접근)	- 어떤 상황에서 간호를 제공하는지를 평가하는 것으로서 조직의 철학, 목표, 기관의 면허, 재정적 자원, 물리적 설비, 직원배치 유형, 직원의 자질, 감독방법 등을 파악해서 평가한다. - 구조적 평가는 간호가 수행되는 환경이나 사회적 수단 을 평가하는 것으로 바람직한 간호행위 수행에 필요로 하는 모든 인력, 시설, 소비품, 그 기관의 간호철학, 목표, 행동, 간호지침이 이에 속한다.
과정적 평가 (과정적 접근)	간호과정의 운영상황을 측정하는 기준을 설정하고 그에 따른 평가결과 를 반영하는 것으로 과정적 평가는 간호의 실제 수행, 즉 간호사가 환자와 상호작용을 하는 간호활동을 평가한다.
결과적 평가 (결과적 접근)	간호의 결과로 나타난 환자의 건강상태 변화와 의료 이용 만족도 등을 평가하는 것으로 결과적 평가는 간호수행 후 나타나는 건강상태 변화와 환자가 간호서비스를 이용한 결과에 만족하는 정도를 평가한다.

환자안전 관련 용어 - 출제빈도 ★★★

의료오류 (medical error)	- 현재의 의학적 지식수준에서 예방 가능한 위해사건 혹은 근접오류를 말한다(WHO). - 오류란 바람직하지 못한 결과 를 가져오거나 그럴 가능성이 높은 것으로 잘못된 것을 행하거나 해야할 것을 하지 않는 것을 포함한다.
근접오류 (near miss)	의료오류가 발생하여 환자에 대한 위해(harm)의 가능성이 있을 수 있었지만, 회복 조치에 의해서 원하지 않는 결과가 예방된 경우를 말한다.
위해사건 (adverse event)	의료행위 수행으로 인해 의료 대상자에게 부작용 등의 위해를 가져온 사건을 말한다.
적신호사건 (sentinel event)	- 의료 대상자에게 장기적이고 심각한 위해를 가져온 위해사건을 말한다. - 강제적 보고의 대상이 되는 환자안전 사건들이 적신호사건에 포함된다.

- 잘못된 부위나 잘못된 환자 수술/시술 후 의도하지 않은 이물질 잔존, 잘못된 약물투여 및 수혈 시 혈액형 확인 오류로 인한 환자 사망이나 심각한 장애, 입원환자의 자살이나 영아 유괴 등이 이에 해당한다.

환자안전 향상 활동 – 출제빈도 ★★★★

정확한 환자확인 절차	환자의 오식별이 의료오류에 기여하는 주요한 근본 원인으로 인식되고 있으며 환자안전 목표 중 첫 번째 목표를 환자 확인의 정확성 향상으로 정하고 있다. (예 – 혈액 확인 및 수혈을 단독으로 준비하는 것은 위험요소에 해당한다.)
환자안전 운영체계	환자안전위원회를 구성하여 안전에 관한 조직의 의사결정을 촉진하게 된다.
근본원인분석 (Root Cause Analysis)	– 근본원인이란 프로세스의 실패/고장이나 비효율성을 가져온 근본적인 원인으로, 사건이 발생한 가장 기본적인 이유를 말한다. – 근본원인분석은 위해사건이나 근접오류와 연관하여, 수행상의 변이에 기여하는 혹은 기초적인 원인 요소를 규명하는 과정을 말한다. – 근본원인을 분석하는 궁극적인 목적은 빈번하게 위해사건을 일으키는 잠재적 오류를 제거하여 미래의 위해를 예방하는 것이다.

마약관리 – 출제빈도 ★★★★★

- 마약은 반드시 이중 잠금장치가 되어 있는 철제 마약장에 보관해야 하고 마약 대장을 기록한다.
- 마약장의 열쇠는 각 근무시간대의 담당간호사가 직접 일일 재고관리 및 인수인계해야 한다.
- 마약 파손 시에는 즉시 현장에서 사진을 찍고 조각을 보존해야 하며 파손된 마약을 수거한 후에 관리자가 서명하고 "마약파손 보고서"와 함께 약국으로 보내야 한다.
- 향정신성의약품의 경우 잠금장치가 있는 곳에 보관하고 냉장보관 약의 경우는 냉장고 내의 잠금장치가 부착된 보관함에 보관하도록 한다.
- 사용하지 않은 마약과 사용 후 남은 마약은 반납처방을 써서 곧바로 반납 처리하도록 한다.

펜위크 여사와 간호 – 출제빈도 ★★★★★★

- 펜위크 여사에 의해 "제2의 간호혁명"이 주도되었다.
- 무자격 간호사를 유능한 간호사로 교체하고 간호사의 질적 향상을 위해 면접시험 제도를 조정한 것이 국가고시 제도가 시작된 계기가 되었다.
- 간호를 전문적으로 성장시키기 위해 간호사를 위한 조직적 활동을 펼쳤다.
    → 1887년 영국 간호학과 조직
    → 1899년 국제 간호협의회(ICN) 창설
    → 영국의 간호잡지 'Nursing Times' 창간
    → 미국간호협회 조직 후원
- 나이팅게일의 면허제도 반대와 영국 정부가 간호를 독자적인 직업으로 인정하는 것을 반대하여 면허시험 제도가 늦어졌다.
- 30년간 투쟁 끝에 나이팅게일 사후 9년 후인 1919년 면허시험제도가 실시되었다.

현대간호 II : 대한민국 발전기(1962~) - 출제빈도 ★★★★★★★★

간호사업의 발전기
1952년 국민의료법 개정 : 의사, 치과의사, 한의사, 조산사 및 간호사의 자격 및 역할에 대한 종합법이 공포되었다.
1962년 의료법 개정으로 간호학교 졸업자는 간호사의 국가고시 응시자격을 받게 되었다.
- 조산사의 교육과정 분리로 간호사 면허를 소지한 경우 보건복지부장관이 인정한 조산 수습과정을 1년간 이수하도록 하였다.
- 간호사 자격 검정고시제도가 완전히 폐지되었다.
- 정규교육과정이 끝난 졸업자들의 면허를 위한 국가고시제도가 시행되었다.
- 의료업자의 연차신고제 도입으로 매년 5월 중에 취업동태를 보건사회부에 보고하도록 하였다.

1967년 간호사의 수급 대책의 명분으로 의료 보조원법 시행령이 개정되면서 간호조무사가 배출되기 시작했다.
1973년 의료법 개정
- 간호고등기술학교 폐지 및 보건, 정신, 마취 간호사의 자격인정
- 1960년 이화여대, 1963년 연세대 대학원 석사 과정 개설, 1978년 연세대학교에 최초로 박사과정 개설
- 개업의원과 입원환자 50인 미만인 병원에 간호조무사 채용 허락
- 간호사의 보수교육 명문화
- 병원의 법인제도, 조산사의 조산소 개설제도

간호전문직 - 출제빈도 ★★★

전문직 간호 실무의 특성	- 간호는 과학인 동시에 예술이며 법적·도덕적 책임을 이행하며 직업에 헌신하고 능숙성을 보인다. - 단체를 조직하여 활발한 활동으로 간호조직만의 고유문화를 형성한다. - 독립적으로 행동하는 권한과 자율성을 가지며 업무결과에 대해 책임을 진다. 　(예 : 간호사가 가정을 방문하여 환자의 간호문제에 대하여 사정하고 중재하는 활동은 간호사의 자율성에 해당된다.) - 간호사의 법적 권위 및 업무범위와 책임을 규정하고 간호전문직의 역할과 기능을 설정하여 자율성을 확보한다.
간호전문직 발전의 장애요인	- 대중의 간호사에 대한 부정적 이미지 - 간호단독법의 부재 및 자율성과 파워의 부족 등으로 간호사 부족현상 - 표준화된 교육체계의 결핍과 올바른 직업관의 부재 등 - 건강 관련 분야의 부적절한 리더십 - 업무과 중으로 인한 높은 이직률 등의 사회적 요인 - 임금차별과 기혼간호사의 재취업제도의 부재
간호전문직 사회화가 일어나는 시기	첫 번째 사회화는 간호학생이 대학에서 정규교육을 받으면서 생겨난다. 두 번째 사회화는 신규간호사로서 일하게 되는 때에 일어난다. - 병원에 입사한 뒤 간호사로서 역할을 수행하기 위해 구체적인 지식, 기술, 태도, 가치, 규범, 문화, 윤리적 표준 등을 습득하고 내면화하여 발달시켜가고 있다. 직장 또는 부서를 옮기는 경우에도 전문직 사회화 과정이 일어나게 되므로 전문직 사회화 과정을 평생의 과정이라 볼 수 있다.

간호윤리에서의 4가지 도덕원칙 - 출제빈도 ★★★★★★★★★★★★★

자율성 존중의 원칙	- 인간은 누구나 개인이 스스로 선택한 계획에 따라 행동과정을 결정하는 자율권을 지니며, 그것이 타인에게 피해를 주지 않는 한 어느 누구도 그 권리를 침해받아서는 안 된다는 원칙이다. - 의사는 환자에게 치료과정과 방법, 필요한 약품의 효능과 부작용 등을 거짓없이 상세히 설명하고, 환자는 자신의 치료에 대해 충분한 설명에 근거하여 스스로 치료를 선택하고 치료에 동의해야 한다. - 자신의 생각을 가지고 선택을 할 수 있도록 해야 하며 개인적 가치와 신념을 가지고 행동할 권리로 의료인은 대상자에게 정보를 제공하여 자율적으로 의사결정을 하도록 해야 한다. 여기서 간호사의 역할은 옹호자이다.
악행금지의 원칙 (무해성의 원칙)	- 타인에게 의도적으로 해를 입히거나 타인에게 해를 입히는 위험을 초래하는 것을 금지한다는 원칙이다. - 나이팅게일 선서에 제시된 "간호사는 해로운 약인 줄 알고는 자기나 남에게 쓰지 않겠다"는 서약은 악행금지의 원칙에 해당된다.

선행의 원칙	선행의 원칙은 발생할 수 있는 악결과를 미리 예측하여 예방할 의무와 당장의 해악을 제거할 의무를 포함한다.
	환자에게 예방과 더불어 이득을 제공하는 것을 적극적 선행의 원칙이라 한다.
	환자를 위하여 좋은 일을 하도록 하는 것으로서 이는 해악이 되는 행위를 피하는 것을 넘어서 적극적인 행동을 취해 타인을 도와야 하는 것이다.
	선의의 간섭주의(온정적 간섭주의)
	- 환자의 자율성 존중의 원칙과 의료인의 선행의 원칙이 갈등을 일으키는 경우 환자가 받는 피해보다 이익이 큰 경우에 환자의 자율성이나 자유를 희생시키는 것이다.
	- 대상자를 위해 개인의 선택이나 의도된 행동을 무시하여 이득을 주기위한 것이다.
	- 선의의 간섭주의가 정당화 될 수 있는 조건에는 다음의 3가지가 포함되어야 한다.
	   → 자율성이 지켜질 수 없는 상황
	   → 즉시 행하지 않으면 대상자에게 해가 있을 것이라는 해의 원리
	   → 대상자에게 자율성이 확보되는 상황이라면 승낙할 것이라는 승인의 원리

정의의 원칙	- 정의의 원칙은 한 판의 파이를 어떻게 공평하게 나누어 먹느냐의 의미로 해악과 이득이 공존하는 상황에서 이득을 분배하는 것을 뜻한다. - 분배의 기준은 균등한 분배(선착순 지급), 획일적 분배(동일한 몫의 분배), 필요에 의한 분배(의료보험 혜택), 투여된 노력에 의한 분배, 성과에 따른 분배, 공적에 따른 분배 등이 있다. (예 : 수간호사가 1인실에 입원한 환자에게 특별대우를 한다면 이는 정의의 원칙에 어긋난다.) - 간호실무에서 응급환자분류체계(triage)를 적용한 것도 정의의 원칙에 해당한다.

윤리규칙 - 출제빈도 ★★★★★

정직의 규칙	정직의 규칙은 인간존중의 원리와 성실의 규칙과 함께 행해져야 하며 다른 사람을 존중하고 선을 위해서 진실을 말해야 하는 의무(truth telling)이다.
신의의 규칙 (비밀보장의 규칙)	간호사는 직업상 알게 된 개인의 비밀을 전문적인 판단 없이는 누설하지 않아야 한다는 내용으로 의료인은 대상자의 사생활을 유지시킬 의무와 대상자의 비밀을 지킬 의무가 있다.

성실의 규칙	성실(fidelity)의 규칙은 약속을 이행해야 한다는 규칙으로 이것은 기본적인 도덕규칙으로 간주된다. 약속이 제대로 지켜지지 않는다면 계약은 아무런 의미도 없기 때문이다.

간호사의 법적 의무 – 출제빈도 ★★★★★★★★★★

확인의무	- 간호사가 간호의 내용 및 그 행위가 정확하게 이루어지는지를 확인해야 하는 의무를 말한다.
	- 의료보조원에게 의료행위가 위임되었을지라도 간호사는 이들을 지도·감독하고 그 행위를 확인하여야 하는 의무가 있다 → 과실에 대한 확인을 태만한 책임을 추궁받는다.
	- 의약품 및 의료용 재료사용 시 확인의무
	  → 피투여자(환자)의 확인
	  → 투여 또는 사용의 필요성과 시기의 확인
	  → 의약품의 용량, 부위, 방법의 확인
	  → 의약품, 재료의 변질 여부 확인
	  → 수혈 시 수혈용 보존혈의 오염 여부 확인
	- 의료기구 및 장비의 사용 전 확인의무
	(예 : 뇌혈관조영술을 위해 검사실로 이동하던 중, 정맥주입 펌프의 충전 미비로 작동이 멈추어 혈압상승제 주입이 중단되었고 환자의 혈압이 떨어지면서 의식이 저하되었다면 이는 확인의무 위반에 해당된다.)

비밀유지의무	업무상 비밀유지의무 : 비밀은 특정인 또는 일정한 범위의 사람에게만 알려진 사실로서 타인에게는 알려지지 않았는데 본인에게 이익이 있는 사실을 말하며, 누설은 비밀에 속하는 사실을 이를 모르는 사람에게 알게 하는 것으로 방법에는 제한이 없다.
	비밀누설금지의무의 면제
	- 비밀유지의무는 절대적인 것이 아니라 환자 개인의 이익보다 공공의 이익이 우선이다.
	- 진료를 목적으로 필요한 최소한의 개인정보를 수집한다.
	- 면제 사유
	  → 환자의 동의가 있는 경우
	  → 법령에 의해 요구되는 경우: 감염병환자의 신고
	  → 정당한 업무행위 : 집단 검진 시 감염병환자의 고지
	  → 의료인은 업무상 알게 된 사실로 타인의 비밀에 관한 것은 증언을 거부할 수 있으나 중 대한 공익상의 필요가 있어 법원에서 증언을 하는 경우

간호사고에 대한 법적 책임 – 출제빈도 ★★★★

민사책임과 형사책임	민사책임은 발생된 손해를 가해자에게 배상하게 함으로써 피해자를 구제하는 것을 목적으로 하는 데 반해, 형사책임은 국가가 범죄자를 처벌함으로써 범죄를 억제하고 가해자를 제재하기 위함이다.
업무상 과실치사상죄	업무상 과실치사 상죄를 인정하려면 간호사고의 경우 간호행위는 비업무자보다 고도의 주의의무가 부과되어 있기 때문에 업무자(간호사)라는 신분관계로 인하여 행위와 결과 사이에 인과관계가 성립되면 업무상 과실치사상죄가 적용된다.

채무불이행책임	의료계약을 위임계약으로 보며, 의료계약에 따라 의사는 환자에게 2가지 주된 의무를 지게 된다. 첫째, 치료행위당시 일반적으로 인정되고 안전이 보장된 의학수준에 따라 치료행위를 하여야 하며, 둘째, 환자에 대하여 치료의 위험에 대해 설명하고 그러한 치료에 대한 환자의 동의를 확보하는 것이다. 전자가 주의의무, 후자가 설명의무이다. 이와 같은 의무를 다하지 않은 경우 의사는 채무불이행책임(「민법」 제390조)을 진다.
사용자배상책임 (사용자 책임)	타인을 고용하여 업무에 종사하게 하는 자는 고용된 자의 과실로 인하여 제3자가 입은 손해에 대하여 직접 배상해야 할 책임이 있다. 간호사의 과실로 환자에게 손실이 발생하였다면 병원장은 이러한 상황에 대해 사용자 책임을 물어야 한다.

─ MEMO ─

CHAPTER 1.

INTERNATIONAL MEDICAL RESOURCE NETWORK

기본간호학

심호흡과 기침 – 출제빈도 ★★★★★

입술 오므리기 호흡 (pulsed-lip breathing)	– 입술을 오므리고 하는 호흡 – 호기를 의식적으로 길게 하는 호흡 – 폐로부터 공기의 흐름에 대한 저항을 만듦으로써 기관지내 압력을 증가시키고 세기관지의 허탈을 막을 수 있고 평상시 이산화탄소의 양보다 더 많은 양을 제거 – 날숨는 들숨보다 2~3배 길어짐과 고탄산혈증을 특징으로 하는 COPD 환자에게 유용 – 들숨 동안 기도압과 기도저항 감소, 호기 동안 기관지 내 압력을 높여 좁아진 기도의 허탈을 최소화
강화폐활량계 (incentive spirometer)	– 흡입량을 보여줌으로써 자발적 심호흡을 격려하는 장치 – 들이마신 공기의 양을 보여주기 위해 가벼운 공이 상승 – 최대 환기 촉진하여 심호흡 격려하며 무기폐 예방, 수술 후 대상자에게 유용 – 강화폐활량계 사용 후 심호흡과 기침을 함
기침	– 기도의 분비물 배출과 이물질의 흡인을 방지하기 위한 정상적인 방어기전 – 앉은 자세에서 머리와 상체를 앞으로 약간 구부림 – 가능한 한 발을 바닥에 닿게 함 – 베개를 복부에 대고 무릎을 구부리고 어깨를 편안하게 함 – 천천히 코로 흡기하면서 몸을 일으킴 – 천천히 pursed lip breathing으로 호기하면서 머리를 앞쪽으로 숙임 – 이와 같은 방법으로 호기와 흡기를 4회 반복하여 객담을 이동시킴 – 횡격막 호흡으로 최대 흡기한 상태에서 몸을 앞으로 숙이고 호기하면서 3~4회 강하게 기침함, 이때 절개된 수술 부위 및 복부를 베개로 지지

흉부 물리요법 – 출제빈도 ★★★★★★★★★★★

타진법 (percussion)	– 기관지 벽으로부터 끈끈한 분비물을 기계적으로 이동시키기 위함 – 손으로 컵 모양을 하여 흉벽을 두드림 – 컵 모양의 손안의 공기는 흉벽을 통해 진동을 분비물까지 전달 – 한 부위에 여러 번 시행하고 30~60초 동안 실시(점도가 높은 분비물은 3~5분) – 금기 : 조직 손상의 위험이 있으므로 유방, 흉골, 척추, 신장 부위는 피함
진동법 (vibration)	– 대상자의 흉벽에 손을 펴서 강한 떨림을 만드는 것 – 대상자가 깊게 흡기 후 천천히 호기하는 동안 200회/분의 속도로 진동(흡기하는 동안은 진동을 멈춤) – 진동이 끝난 후 대상자에게 기침하여 분비물을 뱉어내도록 함 – 진동 전 약물 투여, 가 습을 통해서 분비물을 액화 – 금기 : 유방, 흉골, 척추, 늑골연 부위, 영아나 소아
체위 배액	– 중력에 의해 여러 폐분절에 있는 분비물을 밖으로 배출하는 것 – 주로 폐하엽의 배액에 흔히 이용 – 체위 배액 이전에 기관지 확장제나 분무치료하여 분비물 묽게 하면 배액에 용이 – 절차 : 체위 → 타진 → 진동 → 기침 혹은 흡인에 의한 분비물 제거 – 적절한 시간 : 아침 식전, 점심 식전, 오후 늦게, 잠자기 전 15분 간 지속 (식후에 하면 피로와 구토 유발)

- 체위 배액 중 빈맥, 심계항진, 호흡곤란, 흉통, 어지러움, 허약감, 객혈, 저혈압, 기관지 경련 등 발생 시 즉시 중단
- 폐첨부위에 분비물이 있는 환자의 경우 침대머리를 30° 상승하고 앙와위를 취함

산소마스크 - 출제빈도 ★★★★★★★★

비재호흡 마스크	- 분당 산소유량을 5~15L/분 속도로 흡입산소 농도 60~100% 공급 - 호기된 공기가 저장주머니로 유입되지 않음
벤츄리 마스크	- 대상자의 호흡양상에 관계없이 처방된 산소농도에 따라 산소를 가장 정확한 농도로 투여 가능 - 만성폐쇄성폐질환(COPD)에서 주로 이용

기관절개관 간호 - 출제빈도 ★★★

- 내관 삽입 부위 : 2번째에서 4번째 기관 환(tracheal ring)을 거쳐 외과적 절개 후 삽입
- 기관절개관의 커프는 기관절개관과 공기 누출을 막음
- 기도의 괴사 위험을 줄이기 위해 커프를 2~3시간 간격으로 이완(커프의 압력 15~20mmHg 또는 20~25mmHg 유지)
- 청색증, 호흡곤란 있는지 자주 관찰 등
- 내관 삽입 전 외관의 분비물을 제거
- 기관절개관 피부는 절개 부위에서 바깥쪽으로 소독

혈압측정 시 생기는 오류 - 출제빈도 ★★★★★★★

혈압이 높게 측정되는 경우	혈압이 낮게 측정되는 경우
- 팔의 크기에 비해 커프가 너무 좁거나, 느슨히 감을 때 - 커프를 감은 팔이 심장보다 낮을 때 - 운동 직후 또는 활동 직후 측정	- 팔의 크기에 비해 커프가 너무 넓을 때 - 커프를 감은 팔이 심장보다 높을 때 - 충분한 공기를 주입하지 않았을 때

섭취량, 배설량 측정 - 출제빈도 ★★★★★

섭취량	배설량
- 구강으로 섭취된 모든 액체 - 비위관, 공장루관 feeding tube 통해 주입된 수분 - 비경구적인 수분 섭취 및 피하조직이나 복막주입액 포함	- 체외로 배출되는 모든 것을 말함 - 소변, 설사, 구토, 물, 위 흡인액, 흉부 튜브, 상처배액이나 배액관 통한 배출액 모두 포함

소변검체물 수집 - 출제빈도 ★★★★★★★★★

단순도뇨관 소변채취	- 무균적인 멸균뇨 수집을 위해 시행 - 배뇨 후에 잔뇨량을 측정하기 위해 시행 - 잔뇨량 측정 방법 : 배뇨 후 즉시 시행, 잔뇨량 50ml 이상이면 필요시 유치도뇨관 삽입

유치도뇨관 적용대상	- 소변 배출의 폐쇄가 있을 때 : 전립선 비대, 요도 협착증 등 - 방광 종양이나 요도의 외과적 수술 등으로 인한 요도 폐쇄를 방지하기 위해 - 중환자(무의식 환자)의 계속적인 소변량, 시간당 배뇨량 측정을 위해 - 실금하는 혼수환자 - 지속적이거나 간헐적 방광세척을 위해
유치도뇨 대상자 간호	- 하루에 2회, 배변 후 회음부 간호 → 특히, 요도구 근처는 깨끗이 유지하여 감염예방 - 하루 3,000cc 이상의 충분한 수분섭취를 권장 - I/O check(8시간마다 기록) - 소변의 산성도를 유지하여 미생물의 성장을 억제하도록 함 - 필요할 때 유치도뇨관 교환(대개 5일~2주일, 침전물이 보일 시) - 연결관이 분리되지 않게 하여 배액체계의 폐쇄성을 유지 - 감염징후 관찰 시 즉시 보고하도록 함 - 배뇨수집 용기는 항상 방광보다 낮게 위치하도록 함 - 혈괴 등으로 관이 막히지 않도록 배액관의 개방성 유지 - 유치도뇨관 삽입 환자의 소변검사 물 채취 시에는 배액관을 30분간 잠근 후 주사바늘을 내액관 포트에 삽입하여 수집 - 지속적 방광세척을 받고 있는 환자가 심한 복통 호소 시 세척액의 주입속도를 확인
지속적 방광세척	- 수일간 카테터 내로 중력을 이용해 세척액을 주입 - 전립선 수술이나 기타 비뇨기계 수술 후 적용 - 세척액 주입속도 확인 - 세척 후 소변 배액주머니 배설량 및 소변 배액관 개존성 확인

배뇨 장애 간호 – 출제빈도 ★★★★

배뇨 촉진법
(배뇨 반사 자극)
	- 요의를 느낄 때 즉시 화장실에 가도록 함
	- 정상 배뇨 체위 유지, 프라이버시 유지
	- 물소리를 들려주고 따뜻한 변기 사용
	- 회음부에 더운물 부어주기
	- 손을 따뜻한 물에 담그기
	- 다리 대퇴부를 가볍게 두드려주기
	- 방광 위를 부드럽게 눌러주기
	- Crede's maneuver
	  → 의사의 처방에 의해 시행되며 치골 바로 위 복부를 마사지하거나 눌러주는 방법
	  → 방광이 이완된 상태일 때 방광 부위를 손으로 압박

요실금의 종류	복압성, 스트레스성(stress) - 요도 괄약근이 허약해져서 복압상승 시 실금 (예 : 기침, 웃음, 코풀기, 운동 등 대개 폐경 후나 다산부 여성에게 나타남) 긴박성(urge) - 강한 요의와 함께 불수의적 방광수축으로 갑작스럽게 다량의 실금 - 요의 흐름을 저지시키지 못함 - 운동신경장애 : 억제성 배뇨근 조절 장애

역리성(Overflow, 축뇨성)
- 방광의 정체와 과잉 팽만으로 소변이 넘쳐 불수의적으로 소량의 요 배설
- 방광출구의 폐쇄

반사성(reflex, 계속적)
- 배뇨행위를 억제하지 못하고 배뇨
- 반사자극을 받으면 즉시 배뇨
- 흉부 10번 위쪽 병소

기능적(functional)
- 화장실에 가는 데 필요한 시간 동안 괄약근 조절 불가능
- 신체적 제한, 지남력 상실, 환경장애

유치도뇨(Foley catheterization) : 정체도뇨 - 출제빈도 ★★★★★

- 소변 배출의 폐쇄가 있을 때 → 전립선 비대, 요도 협착증
- 요도와 주위조직의 외과적 수술 대상자를 위해
- 요도 폐쇄를 방지하기 위해(방광 종양, 요도의 외과적 수술)
- 중환자의 계속적인 소변량 측정을 위해
- 실금하는 혼수환자
- 계속적이거나 간헐적 방광세척을 위해

변비(Constipation) - 출제빈도 ★★★★★

- 정의 : 건조하고 딱딱한 변이 배출되는 것으로 변 횟수의 저하 동반, 주 3회 미만의 배변
- 증상 : 배변 시 힘주기, 불완전한 배변감, 항문폐쇄감, 배변시간의 증가
- 원인 : 저섬유질 식이, 수분섭취 감소, 불규칙적인 배변습관, 배변 욕구의 무시, 하제의 남용, 심리적 스트레스, 투약, 노화와 관련된 변화, 질병, 운동부족 등
- 심혈관질환, 호흡기질환, 뇌압상승 대상자에서 발살바수기(Valsalva maneuver) 금지
- 간호중재 : 정상배변습관 형성, 규칙적인 운동과 수분섭취 및 고섬유식이 권장, 완화제 또는 하제 투여, 관장을 시행, 배변 시 복부를 마사지

관장의 순서 - 출제빈도 ★★★★★

필요한 물품을 준비하고 관장용액을 따뜻하게 준비
- 관장액 온도
  → 성인은 40~43℃, 아동은 37.7℃ 정도가 적당함
  → 뜨거운 용액은 장 점막에 손상을 입히고 통증을 유발
  → 너무 찬 용액은 괄약근의 경련 유발
- 관의 굵기
  → 성인 : 22~30Fr
  → 학령 전후 아동 : 14~18Fr
  → 영아 : 12Fr

대상자를 확인하고 절차를 설명
손을 씻은 후 장갑을 착용(내과적 무균술), 대상자의 프라이버시를 보호
오른쪽 무릎을 구부린 좌 측위 또는 심스체위를 취하도록 함(소아는 배횡와위)
가까운 곳에 변기를 놓아두거나, 화장실이 비어있는지 확인
천천히 심호흡을 내쉬도록 함으로써 이완되도록 한 뒤 윤활제를 바른 직장관을 직장 안으로 부드럽게 삽입하여 배꼽방향으로 밀어 넣음
대상자가 복통을 호소하거나 용액이 관 사이로 빠져나올 경우 용기를 낮추거나 관을 잠금
관장용기를 들어 용액이 들어가게 함(30~45cm), 용액을 지속적으로 천천히 주입, 용기를 너무 높이 들어 올리는 것은 주입속도를 빠르게 만들어 결장의 통증성 팽만을 일으킴, 영아에게 있어서 높은 압력은 장 파열을 초래할 수 있음
용액 주입이 끝날 때까지 튜브를 잡아 장 수축으로 직장 튜브가 빠져 나오지 않도록 함
용액이 다 주입되었으면 관을 잠그고 항문에 있는 튜브 주위를 휴지로 막은 채 직장튜브를 제거
팽만감이 있음을 설명, 가능한 5~10분 보유
사용물품을 정리하고 손을 씻음
추후 간호
 - 변과 배출액의 양상을 관찰하기 위해 변기의 물을 내리지 않도록 환자에게 교육
 - 배출된 변과 용액을 관찰, 기록하고 기대되지 않은 결과에 대해서는 의사에게 보고
 - 심한 경련, 출혈 혹은 갑작스런 심한 복통 등이 발생하면 관장을 멈춤

좌위 파울러씨체위(Fowler's position) - 출제빈도 ★★★

침상머리가 45~60° 상승
 - 호흡 곤란, 배농관의 배액, 흉곽수술 후, 심장수술 후, 심장질환 시 적용
 - 침요에 기대어 머리가 편안해질 수 있도록 하거나 작은 베개로 지지하여 목의 굴곡성과 경축을 예방
 - 등에 견고한 지지대를 사용
 - 침상이 꺾인 부위에 둔부를 대고 상체를 똑바로 세워서 과도한 척추만곡을 예방
 - 어깨가 잡아당겨지지 않도록 전박을 올려 주며 베개로 지지하여 어깨의 탈구를 예방
 - 팔꿈치와 함께 손을 약간 올려서 지지하여 손의 부종을 예방

부동이 인체에 미치는 영향 - 출제빈도 ★★★★★★

심혈관 기능	- 기립성 저혈압 : 정맥혈의 정체와 정맥 귀환량 감소로 인해 심박출량이 감소하여 저혈압 유발 - 심장 과부담 : 하지에 정체되어 있는 혈액을 귀환시키기 위한 심장 노력이 필요함 - 혈전형성 : 정맥혈 정체 및 뼈에서 칼슘이 유리되어 과잉응고능력을 갖게 됨
호흡 기능	- 환기량 감소 : 부동으로 폐 확장이 저하되고 호흡근이 약화됨 - 산 염기 불균형 : 환기량 저하로 O_2 부족 및 CO_2 정체가 유발되어 호흡성 산독증 유발 - 침강성 폐렴 : 폐 확장이 저하되고 호흡근이 약화되어 호흡 분비물이 증가되고 약한 기침을 하게 됨
근골격 기능	- 근육량 상실 : 근육을 사용하지 않으므로 근육 크기가 줄어들고 위축됨 - 관절경축 : 근육의 위축, 근섬유의 단축으로 관절이 굴곡되고 고정되어 ROM 감소(Range of Motion, 관절 가동 범위) - 골다공증 : 뼈의 재흡수를 증가시키고 뼈에서 칼슘을 방출하여 혈액 속으로 빠져나와 뼈의 치밀성이 감소되어 병리적 골절 위험 증가

피부 기능	피부손상과 욕창 위험성(피부압력은 조직의 순환을 감소시키거나 방해함으로써 세포대사에 영향을 미침)
배뇨/배변 기능	- 요정체 : 부동으로 인해 중력에 의한 완전한 소변배출이 어려움 - 신결석 : 칼슘대사변화로 인해 고칼슘혈증 초래 - 요로 감염 위험 : 소변 정체 - 장 연동운동의 감소 : 만성 변비 초래
사회/심리적 기능	기대역할을 충족시키지 못함으로 인한 자아개념의 손상, 사회적 상호작용의 기회 감소, 우울감, 스트레스로 인한 수면양상의 변화 등

관절의 움직임과 관련된 용어 - 출제빈도 ★★★

- 굴곡(Flexion) : 두 관절 사이의 각도를 감소시키는 것으로 구부리는 것
- 신전(Extension) : 두 관절 사이의 각도를 180°까지 증가시키는 것으로 펴는 것
- 과신전(Hyperextension) : 두 관절 사이의 각도를 180° 이상 증가시키는 것
- 외전(Abduction) : 몸의 중심에서 멀어지는 것
- 내전(Adduction) : 몸의 중심으로 가까워지는 것
- 회전(Rotation) : 중심축을 따라 옆쪽으로 돌리는 것
- 외회전(External rotation) : 몸의 중심축으로부터 멀리 밖으로 돌리는 것
- 내회전(Internal rotation) : 몸의 중심축을 향해 안으로 돌리는 것
- 순환(회선, Circumduction) : 근위부는 고정되고 원위부가 원을 그리는 운동
- 회내(Pronation) : 손바닥을 아래로 향해 돌리는 것
- 회외(Supination) : 손바닥을 위를 향해 돌리는 것
- 족저굴곡(Plantar flexion) : 발바닥을 향해 발을 구부리는 것
- 족배굴곡(Dorsiflexion) : 발등을 향해 발을 구부리는 것
- 내번(Inversion) : 중심축을 향해 발바닥을 돌리는 것
- 외번(Eversion) : 중심축에서 멀리 발바닥을 돌리는 것

대상자 이동보조기구의 종류 - 출제빈도 ★★★★★★

목발의 길이 측정	- 서 있는 자세 : 목발 끝이 액와 전면에서 발 옆쪽과 앞쪽의 15cm 되는 지점 - 누워 있는 자세 : 액와 전면에서 발뒤꿈치 측면까지의 길이 +2.5cm
목발 사용방법	- 손목, 손바닥, 팔로 체중을 지탱하도록 하며 상지 강화운동을 교육한다. - 목발에 기대지 않도록 주의해야 함 → 액와에 체중이 부하되면 목발마비(Crutch palsy)가 올 수 있음 - 액와에 접하는 부위에 솜이나 고무를 대어 줌 - 굽이 낮고 편한 신발을 착용할 것 - 삼각위치(Tripod position) : 목발의 위치가 발에서 앞쪽으로 15cm, 옆으로 15cm 떨어진 곳을 이은 삼각형을 의미하며 기저면을 넓혀주고 대상자의 균형을 좋게 함 - 삼각위치에서 대상자의 신체선열 : 머리와 목은 똑바로 하고, 척추는 반듯하며 둔부와 무릎은 신전되어야 함
목발로 계단 오르기	- 건강한 다리를 먼저 위쪽 계단에 올림 - 그 다음 목발과 약한 다리를 위쪽 계단의 건강한 다리 옆에 둠

| 목발보행의 종류 | 4점 보행(4 Point gait)
- 항상 3개의 지지점이 있어 가장 안전한 보행법
- 두 다리 모두에 체중을 지탱할 수 있는 대상자
- 오른쪽 목발 → 왼쪽 발 → 왼쪽 목발 → 오른쪽 발 순으로 나감
3점 보행(3 Point gait)
- 한 다리에 체중을 지탱할 수 있는 대상자
- 다른 쪽 다리는 지탱할 수 없지만 균형을 잡아줌
- 2개의 목발과 이환된(약한) 다리를 앞으로 내밈
- 건강한 다리를 앞으로 옮김
2점 보행(2 Point gait)
- 2점 보행은 4점 보행보다 빠름
- 체중을 두 점이 지탱하므로 좀 더 많은 균형이 필요함
- 왼쪽 목발과 오른쪽 발 → 오른쪽 목발과 왼쪽 발
그네 보행(Swing-to)
- 다리와 둔부의 마비를 가진 대상자
- 양쪽 목발 모두를 앞으로 옮김
- 목발에 체중을 의지하고 양 발을 들어서 목발까지 옮김
- 빨리 갈 수 있으나, 넘어지기 쉬운 보행법 |

대상자 이동법 - 출제빈도 ★★★★★★★

대상자 이동 시 신체역학의 원리 적용	- 적절한 신체선열로 신체운동 시작 - 가능한 한 대상자 가까이에서 지지 - 중력선이 기저부위 바깥에 위치할 때는 당기는 것, 뻗는 것, 꼬이는 것을 피함, 중력 중심선이 기저면을 통과할 때 안전 - 기저면을 넓게 하고 관절을 굴곡시켜 안정성을 증가(30cm 정도 두 다리를 벌린 자세) → 환자를 옮길 때는 신체역학 원리를 적용하여 두 발을 넓게 벌리도록 함 - 침상의 높이를 허리정도로 조절 : 중력중심이 낮을수록 안전 - 두 팔과 다리에 무게를 할당하여 등의 피로를 감소시킴 - 들어올릴 때 둔부와 다리의 근육을 사용 → 무릎과 둔부를 구부린 자세 - 움직이는 방향으로 향하도록 하여 척추의 비틀림을 방지 - 밀기보다는 잡아당기도록 함 - 지렛대의 원리를 이용하여 팔을 사용 - 근육의 활동과 휴식을 교대로 실시
대상자 이동 시 주의사항	- 진단명과 환자의 운동능력 및 움직임의 허용정도를 알아야 함 - 간호사를 돕기 위해서 환자가 할 수 있는 범위를 설명 - 이동 전에 사고의 위험이 없도록 세심하게 계획 - 통증 시 편안히 이동시키기 위해 처방된 진통제를 투여 - 손상을 막기 위해 신체역학의 원리를 적용 - 이동 중 피부의 마찰을 유발하는 원인을 제거 - 신체를 부드럽고 율동적인 동작으로 움직여줌 - 편마비 환자의 보행보조 시 마비가 있는 쪽에서 지지하도록 함

- 편마비 환자를 침대에서 휠체어로 이동시킬 때 환자의 무릎을 지지하면서 환자를 바닥에 세움
- 지팡이를 사용하는 경우에는 건강한 다리 쪽 손으로 지팡이를 잡게 함

수면 주기 - 출제빈도 ★★★★

NREM (Non-Rapid Eye Movement sleep) : 느린 안구운동 수면	- EEG(뇌파 활동) 점차적으로 느려짐, 생리적 기능 감소, 맥박 감소 - 1단계~4단계로 진행됨 - 뇌의 조직세포와 상피세포 재생 - 신체 에너지 보존(골격근 이완 → 기초대사율 저하 → 신체에너지 보존) - 특히 4단계 수면은 골격성장, 단백질 합성, 조직재생을 위한 성장 호르몬이 분비됨
REM(Rapid Eye Movement sleep) : 빠른 안구운동 수면	- 역설적인 수면(Paradoxical sleep) : 분명히 잠들었는데도 뇌파의 모양이 깨어있을 때와 유사한 수면을 역설수면(paradoxical sleep)이라 함 - 학습, 기억, 행동적응 등의 대뇌기능 활발, 생생한 꿈을 꾸는 시기 - 이 시기 동안에는 심장도 빨라지고, 숨도 가쁘게 쉬고, 혈압도 오르고 위액분비가 증가 됨 - 남자의 경우에는 발기 상태가 지속(깨어있을 때와 유사한 증상이 나타남) - NREM수면(5%)에 비해 REM수면(60~90%)에서 꿈을 잘 기억하기 때문에 REM수면을 '꿈수면'이라고도 부름

고체온 대상자의 간호중재 - 출제빈도 ★★★★★★

- 일일 2,500~3,000cc 정도로 수분섭취를 증가시킴
- 구강간호와 구강위생을 철저히 함
- 오한이 없는 경우에는 서늘한 환경을 유지하면서 옷은 가볍고 헐렁한 것으로 입힘
- 균형잡힌 식이를 수분과 함께 섭취하도록 함
- 에너지 요구량이 증가하면 열생산이 증가되므로 활동을 최소로 유지
- 전신적 냉요법(미온수 스펀지 목욕)이나 국소적 냉요법(얼음주머니, 냉습포, 관장법 등)을 적용
- 의사의 처방에 따른 해열제를 투약

온·냉 요법 적용과 효과 - 출제빈도 ★★★★

온요법의 생리적 효과	냉요법의 생리적 효과
- 소동맥혈관의 확장(피부의 발적) - 1회 심박출량의 감소 - 호흡수의 증가 - 국소조직의 체온증가 - 근육긴장 완화 - 모세혈관 확장 - 혈액점도의 감소 - 조직대사의 증가 - 통증 감소 - 요통 등에 적용 - 백혈구의 증가 및 염증반응 증가	- 소동맥혈관의 수축(창백하고 푸른 빛을 띤 피부) - 1회 심박출량의 증가 - 호흡수의 감소 - 국소조직의 체온감소 - 모세혈관의 수축 - 부종방지, 혈관확장에 의해 야기되는 통증 경감 - 혈액점도의 증가 - 조직대사의 감소 - 모세혈관의 감소 - 염증 반응의 감소

사후의 신체적 변화 - 출제빈도 ★★★★

사후 강직 (Rigor mortis)	- 사망한 지 2~4시간 후에 신체가 경직되기 시작하여 98시간까지 지속 - 신체의 글리코겐의 부족 때문에 ATP 합성되지 않아 ATP의 부족현상으로 인한 것 - 불수의적 근육(심장, 방광 등)에서 시작되어 머리, 목, 몸통, 사지로 진행
사후 한랭 (Algor mortis)	- 사망한 후에 체온이 점차적으로 하강하는 것 - 혈액순환이 정지되고 시상하부의 기능 중단 - 체온이 실내온도와 같게 됨(1시간에 1℃씩 하강)
사후 시반 (Livor mortis)	- 혈액순환이 정지된 후에 적혈구가 파괴되어 헤모글로빈이 방출되어 피부가 변색되는 것 - 신체의 가장 낮은 부위에 나타나게 됨

사후처치 절차 - 출제빈도 ★★★★★

- 사용했던 의료기구 모두 제거
- 각종 튜브를 제거하거나 잠그거나 튜브를 피부에서 2.5cm 이내로 자른 후 그 부위에 테이프를 붙임
- 젖은 드레싱을 제거하고 깨끗한 거즈 드레싱으로 교환
- 분비물에 의해 더러워진 신체부위는 따뜻한 물수건으로 닦아줌
- 사체의 머리 밑에 작은 베개를 괴어주거나 10~15° 정도로 머리 부분을 올림(얼굴변색 방지)
- 둔부 밑에 흡수용 패드를 대어주며 머리를 빗어주고, 핀이나 밴드는 제거
- 보석은 제거하여 가족에게 줌
- 가족이 방을 떠나면 홑이불을 완전히 펴고 사체를 누인 후 한쪽 발목에 이름표를 붙임
- 사망 후 30분에서 1시간 안에 사망한 환자의 자세를 바르게 함(∵ 사후강직)
- 수의 위로 어깨, 허리, 다리를 붕대로 묶음
- 홑이불로 사체를 완전히 싸고, 어깨, 허리, 다리를 묶고 두 번째 이름표를 붙임(대상자가 감염이 있다면 특별한 라벨을 붙임)
- 사체에 대한 모든 준비가 끝나면 사체를 운반차로 옮겨 영안실로 내려보냄
- 병실을 정리한 후 환기를 시키고 적어도 10초 동안 손을 씻음

안전에 영향을 미치는 요인 - 출제빈도 ★★★★★★

연령	각 단계별로 특수한 안전 위험성 요인이 있음 - 영아 및 유아 : 위험에 대한 자각 제한되어 사고가 빈번히 일어나는 시기 (예 : 낙상, 중독, 화상, 감전, 익사 등) - 학령기 : 활동적인 시기 (예 : 놀이와 관련된 부상) - 청소년 : 도전적인 활동 즐김 (예 : 스포츠 활동과 관련된 부상, 약물중독, 교통사고 등) - 성인 : 안전 불감증, 피로에 의한 사고 - 노인 : 열과 통증에 대한 역치 증가, 질병이나 감각 변화로 인한 손상 다발 (예 : 낙상 흔함)
생활양식	안전하지 못한 환경에 노출되는 경우
운동장애	마비, 근육허약, 균형이나 조정장애 등으로 인한 움직임 장애는 사고의 위험이 높음
감각 지각의 변화	시각, 청각, 후각, 미각, 촉각의 어떠한 손상이라도 환경에 대한 민감성을 감소시킬 수 있으며, 이로 인해 사고의 위험성이 증가될 수 있음

인지수준	수면부족, 무의식, 혼돈된 사람, 약물 복용 등으로 인지 손상은 사고 초래
의사소통 능력	실어증 환자, 언어장애 환자, 문맹자 등은 사고 위험 높음
정신사회적 상태	스트레스, 우울, 혼돈, 사회적 고립 등은 집중력 저하, 판단착오, 지각 감소 등 유발

낙상(Fall down) - 출제빈도 ★★★

노인에게 흔한 사고이며 노화에 따른 시력손상, 보행 장애, 균형과 협응 장애, 유전성 질환, 마비, 자율신경계 기능 감소 등이 낙상의 위험요인

예방
- 입원 시 침상 난간을 항상 올려놓도록 함
- 미끄럼 방지 슬리퍼 신기
- 욕조 안에 미끄럼 방지매트 깔아 놓도록, 안전 바(손잡이) 설치
- 밝은 조명 사용할 것, 야간 등을 설치하여 바닥을 밝힐 것
- 전기코드는 벽면에 부착하여 고정
- 침대 옆 탁자를 가능한 대상자 가까이 두도록 가족에게 교육
- 휠체어 바퀴의 잠금장치는 반드시 잠가둠

신체보호대 사용법 - 출제빈도 ★★★

신체보호대 필요성 여부 결정(신체보호대는 최후의 해결책이어야 함)
신체보호대 사용 목적을 설명하고 일시적임을 알려줄 것
신체보호대를 적절히 사용
- 가능한 움직임의 최대 정도 허용(호흡과 순환 방해하지 않도록 최소한의 제한 둘 것)
- 뼈 돌출부위에 패드 대어 피부손상 방지
- 사지신체보호대는 신체보호대와 대상자의 손목, 발목 사이에 손가락 2개 들어가도록 함
- 신체선열 유지(근육수축과 근골격계 손상 가능성 줄임)
- 매듭은 잡아당길 때 신체보호대가 조여서는 안되며 응급 시 쉽게 풀 수 있어야 함
- 신체보호대는 난간(side rail)이 아닌 침대 틀에 묶도록 함(신체보호대가 침대 난간에 묶여 있으면 침대 난간을 내릴 때 신체보호대가 당겨지게 되어 대상자가 손상 받을 수 있음)
- 매듭 부위가 대상자 손에 쉽게 닿아서는 안 됨

혈액순환 및 피부의 손상 징후를 관찰
신체보호대를 다시 사용하기 전, ROM 시행
혈액순환 확인 및 피부 손상 확인을 위해 신체보호대는 매 2~4시간마다 적어도 10분간은 풀어놓도록 함
사용한 신체보호대의 종류 및 적용 시간, 적용 부위 상태 기록

감염회로 - 출제빈도 ★★★★★

탈출	- 병원성 미생물이 저장소에서 빠져 나가는 출구, 이를 통해 다른 숙주를 감염시킴 - 피부, 혈액, 체액, 분비물, 배설물 등과의 접촉(호흡기계, 비뇨기계, 혈액 등) - 탈출구 관리법 : 마스크 착용, 장갑 착용, 외과적 상처나 멸균드레싱 부위에 직접 호흡, 기침 방지, 재채기, 기침할 때 입 가리기, 철저한 손씻기

전파	직접 접촉전파(접촉주의) - 감염된 한 사람에서 다른 사람으로 실제적 신체전파(신체 표면에서 신체 표면으로 전파) 간접 접촉전파(접촉주의) - 오염된 물건과 민감한 사람과의 접촉 비말전파(비말주의) - 비말(5μ 이상)이 1m 변경 내에 다른 사람에게 전파 공기매개(공기주의) - 비말핵(5μ 이하)이 수증기화된 물방울이나 먼지 입자에 붙어 1m 이상 거리로 미생물이 이동하는 경우 매개전파(매개주의) - 오염된 음식, 물, 약, 장비 등에 있던 미생물의 전파 곤충전파 - 감염된 동물로부터 미생물의 전파
숙주의 저항성	- 숙주가 병원균에 대해 가지고 있는 저항 정도 - 감수성 있는 숙주 : 면역능력이 저하된 민감성이 높은 대상자로 감염성이 높음 - 면역체계가 미성숙한 소아, 면역체계가 낮아진 노인, 질병상태, 스트레스(코티솔 분비 → 면역력감소) 등 - 바이러스에 대한 숙주의 저항력을 높이기 위해서는 예방접종을 시행

고압증기멸균법(autoclave) - 출제빈도 ★★★

- 높은 압력, 높은 온도로 모든 미생물과 아포를 파괴하는 가장 확실한 방법
- 120~130℃, 15~17lb/inch³의 압력에서 30~45분간 멸균
- 관리방법 편리, 독성이 없다, 저렴한 비용
- 수술용 기계 및 기구 일반 기구 및 물품, 린넨류, 스테인레스 기구
- 고무제품, 내시경 제품은 제외

외과적 무균법 - 출제빈도 ★★★★★★★★

- 외과적 무균법(Surgical asepsis) : 장비에 아포를 포함한 미생물이 전혀 없도록 하는 방법
- 무균기술(Sterile technique) : 무균 물건이 오염되는 것을 방지하는 행위

외과적 무균법의 정의	- 멸균 유효기간이 지나면 더 이상 멸균된 것으로 간주되지 않음 - 멸균 영역 바깥에서 2.5cm 이내의 가장자리는 오염지대로 간주 - 멸균포장이 젖으면 미생물이 침투해서 오염된 것으로 간주 - 허리선 이하에 있는 멸균품은 철저히 감시되지 못하므로 오염된 것으로 간주 - 공기에 오랜 시간 동안 노출되면 오염되므로 공기의 흐름을 일으킬 수 있는 활동은 피해야 함 - 멸균 영역에서 사용되는 모든 물품은 멸균되어야 함 - 피부는 멸균할 수 없으므로 오염으로 간주
멸균용액 따르기	- 용액을 따르는 동안 뚜껑을 들고 있으려면 뚜껑의 안쪽 면이 아래로 향하게 들고 있어야 하고, 테이블에 놓으려면 뚜껑의 안쪽 면이 위를 향하게 놓아야 함 - 멸균용액 사용 전 용기의 입구에 있던 오염물 제거를 위해 용액의 소량을 먼저 따라 버림

- 용액이 멸균영역에 튀어서 젖은 오염지역을 만들지 않도록 용기의 높이를 너무 높이지 않게 함
- 라벨이 붙어 있는 쪽을 손으로 감싸고 용액을 따르기(라벨에 용액이 묻을 경우 미생물의 서식지가 될 가능성이 있으며 라벨의 표기사항이 지워질 수 있음)

전파경로별 예방조치 : 관리지침 - 출제빈도 ★★★

- 의료인에게 MRSA, VRE 감염 대상자임을 알려 접촉 전파를 예방하도록 함
- 간호행위 전후의 손 씻기 철저히 수행
- 다제내성균 감염으로 격리 중인 환자 병실에 들어갈 때 장갑을 가장 마지막에 착용
- 접촉 격리 주의 : 환자를 음압 병실에 격리
- 물품관리에 주의 : 혈압계, 청진기, 산소포화도 센서 등은 단독 사용
- 기구 및 사용 물품은 소독 시 다른 환자 물품과 별도로 분리수거
- 퇴원 시 병실 소독 후 다른 환자 사용

경구 투약 간호중재 - 출제빈도 ★★★★

종이컵이나 플라스틱 컵을 대상자의 침상가에 놓고 준비할 것
간호사는 자신이 준비한 약만을 대상자에게 투여하며, 다른 간호사가 준비한 약은 안됨
약물 용량 계산의 오류를 예방하기 위해 동료 간호사와 이중 체크함
침상가에 놓았을 때 대상자가 약을 다 먹는 것을 확인해야 함
대상자가 금식인 경우 약물 투여를 금함
설하 또는 볼점막 투여 약물은 삼키지 말고 녹여서 약물이 점막으로 흡수되도록 함
특별한 경우가 아니면 약의 형태를 변경하지 않음
특별한 지시가 없으면 두 가지 이상의 약물을 섞어 주지 않음
흡인 예방
 - 가능한 앉거나 상체를 세운 자세에서 투약
 - 한 번에 한 알 씩 투약
 - 편마비가 있을 경우에는 건강한 쪽으로 약을 넣어 삼키도록 교육
약이 쓰다는 이유로 경구투약을 거부하는 환자에게는 얼음조각을 입에 물고 있도록 함
대상자에게 물약을 투약할 때 약컵의 눈금을 기준선에 맞춰 읽음

약 용량 계산 - 출제빈도 ★★★★★

약물계산 공식	투여량 = 처방된 약물용량 / 약의 용량 × 용액의 양
수액 계산법	- 분당 방울 수 = 1일 수액주입량(ml) × ml당 방울 수 / 24시간 × 60분 - 1방울 점적 시 걸리는 시간 = 24시간 × 60분 × 60초 / 1일 수액주입량(ml) × ml당 방울 수

정맥주사 부작용 - 출제빈도 ★★★★

조직침윤 (Infiltration)	- 피하조직으로 정맥주사 약물이 유출된 것 - 잘못 위치한 바늘, 정맥벽의 관통으로 수액이 혈관 벽이나 주위조직으로 새는 것

	- 종창, 창백함, 냉감, 주입 부위의 통증, 부종, 수액이 안 들어감
	- 일혈(extravasation)은 발포성 수액이나 약물의 조직 내 축적으로 인해 수포가 발생되며 일혈 부위에 통증, 홍반, 경결, 괴사를 초래
	- 간호중재
	  → 환자가 바늘삽입 부위에 부종과 통증을 호소하면 바로 주입을 중단하고 주삿바늘을 제거함
	  → 다른 부위에서 주입을 다시 시작
	  → 정맥주사 시 높은 사지의 움직임을 제한할 것
	  → 해당 부위 상승 및 냉·온찜질 적용

눈 – 출제빈도 ★★★★★

안약 투약 절차	미생물 번식 방지를 위해 손을 씻고 대상자를 눕히거나 앉게 한 후 머리를 뒤로 젖힘
	소독된 생리식염수로 내안각에서 외안각 쪽으로 닦음
	안약 투여
	  - 안약 투여 시에 천정 쪽을 보도록 지시함
	  - 안약은 처음 방울은 버리고 처방된 방울만큼 아래쪽 결막낭에 떨어뜨림
	  - 눈을 감고 솜이나 거즈로 비루관을 눌러 약물이 아래로 흐르는 것을 방지함
	  - 환측 눈 방향으로 고개를 돌림
	    (예 : 왼쪽 눈 결막염 환자의 경우 머리를 뒤로 젖히고 고개를 왼쪽으로 돌리도록 함)
	안연고 투약
	  - 안연고는 조금 짜내 버리고 하안검의 피부를 아래쪽으로 잡아당겨 하안근 내측에서 외측으로 1~2cm 정도 바름
	  - 눈을 서서히 감은 후 눈동자를 굴려서 약물이 고르게 퍼지도록 함

욕창 – 출제빈도 ★★★★★★★★

욕창의 정의	- 특정한 부위에 지속적인 압력이 가해져 순환장애로 인해 조직이 손상된 상태 - 뼈 돌출 부위와 외피 사이의 연조직이 장기간 압박을 받을 때 혈액순환 장애를 일으켜 국소적으로 조직 괴사(necrosis)와 궤양(ulcer) 유발 - 동맥모세혈관 종단부의 압력(32mmHg)의 두 배, 즉 70mmHg 이상으로 <u>지속적 압력</u>이 가해지면, 주변 세포들이 산소와 영양분 부족으로 조직 손상 유발함 - 호발 부위 : 천골, 대전자, 척추극상돌기, 무릎, 전면경골능, 후두골, 복사뼈 등
욕창의 단계	일시적인 순환장애 → 발적 → 심부 조직의 괴사 → 광범위한 궤양, 감염 - 1단계 : 발적은 있으나 피부 손상은 없음, 촉진 시 창백해지지 않는 홍반 형성, 피부 온감, 부종 - 2단계 : 진피와 표피를 포함한 부분적인 피부상실과 표재성 궤양, 수포, 찰과상 있음 - 3단계 : 피하지방의 손상이나 괴사를 포함한 완전 피부손상과 광범위한 손상, 깊게 패인 상처 - 4단계 : 광범위한 손상과 조직괴사를 포함한 완전 피부상실, 피부의 결손, 침식, 공동 형성

욕창의 발생요인(외부) – 출제빈도 ★★★

- 체위에 따른 압력 지속시간 : 압력의 크기보다 압력이 주어진 기간이 욕창발생에 더 중요한 영향을 미침

- 응전력(전단력, Shearing force) : 압력과 마찰력이 합쳐진 물리적인 힘으로, 침상머리 20~30° 높게 하면, 가피에 받는 압력은 바로 누울 때보다 훨씬 높음
- 마찰 : 표면 사이에서 서로 반대로 움직이는 힘, 마찰은 피부의 찰과상을 유발하여 혈관 손상 유발
- 피부의 압력 : 30mmHg 이상의 압력은 혈류량이 감소되거나 지속되면 욕창 유발

욕창의 예방 - 출제빈도 ★★★★★★

2~3시간마다 체위변경, 압박부위 지지
올바른 신체선열
  - 압박 부위의 압력 경감을 위한 베개 사용
  - 응전력의 발생을 예방하기 위해 침상머리 30° 이상 높이지 않도록 함
마사지, 영양공급, 능동적 혹은 수동적 관절운동 제공
  - 강한 마사지는 자극이 되므로 금지, 뼈 돌출부위의 마사지는 피함
  - 적절한 마사지와 운동은 국소적인 순환 증진 효과를 가져와 정맥귀환이 증진됨
  - 대상자의 영양상태를 주기적으로 평가
물침대 및 Air mattress 사용, 체위변경 시 끌기보다는 들어 올림
도넛 모양이나 링 모양의 쿠션사용은 국소 압력을 증가시켜 바람직하지 않음
요실금이 있는 무의식 환자의 경우 실금에 노출된 피부에 습기 방지 연고 바름

상처의 치유과정 - 출제빈도 ★★★

응고 및 염증기 (Coagulation and Inflammation)	혈소판 응집
	  - 조직 손상 받았을 때 혈액 성분 유출되며 발생
	  - Fibronectin, Chemotactic factor(염증세포 유인인자)/Growth factor(성장인자) 분비
	섬유소 응괴 형성
	  - 혈소판 응집과 혈액응고로 발생됨
	  - 상처를 지지하고 안정시키면서 지혈
	  - 상피재생의 구조적 기초 골격 제공
	염증기
	  - 호중구(Neutrophils) : 신체에 침입하여 세균이나 이물질, 괴사조직 등 탐식
	  - 대식구(Macrophage) : 혈소판의 염증세포 유인인자에 의해 거식구 침윤 발생

조직 형성기 (Tissue formation)	진피가 미성숙하게 재생됨
	  - 상피 재생 : 성장인자의 자극에 의해 상처 가장자리의 세포가 섬유소와 Fibronectin matrix를 통해 이동하여 일어남
	  - 혈관형성 : 대식구에서 분비된 혈관형성 인자에 의해 발생
	  - 섬유아세포의 증식 : 교원섬유(Collagen), 탄력섬유, 기질 등이 합성되어 육아조직 형성

조직 성숙기 (Tissue remodeling)	- 상처치유 진행된 지 21일 이후에서 1~2년 지속될 수도 있음 - 성장인자에 의해 섬유아세포가 액틴(Actin)이 풍부한 Myofibro blast로 전환 - Matrix의 수축이 일어나 둥근 상처가 별모양이나 사각형모양의 상처로 변함 - 성숙과정 진행됨에 따라 기질 감소하며, 혈관 제거되어 피부상처가 납작해지면서 붉은 빛을 잃고 원래 살색을 회복하게 됨

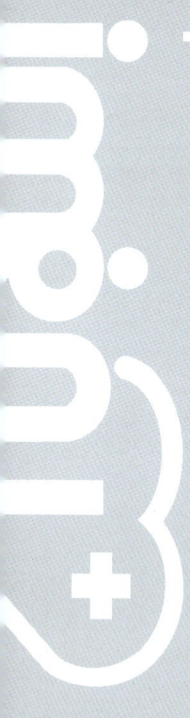

CHAPTER 1.

INTERNATIONAL MEDICAL
RESOURCE NETWORK

보건의약 관계법규

의료법 제2조(의료인) - 출제빈도 ★★★★★★★★★

"의료인"이란 보건복지부장관의 면허를 받은 의사·치과의사·한의사·조산사 및 간호사를 말한다.
의료인은 종별에 따라 다음의 임무를 수행하여 국민보건 향상을 이루고 국민의 건강한 생활 확보에 이바지할 사명을 가진다.
1. 의사는 의료와 보건지도를 임무로 한다.
2. 치과의사는 치과 의료와 구강 보건지도를 임무로 한다.
3. 한의사는 한방 의료와 한방 보건지도를 임무로 한다.
4. 조산사는 조산(助産)과 임산부 및 신생아에 대한 보건과 양호지도를 임무로 한다.
5. 간호사는 다음 각 목의 업무를 임무로 한다.
   가. 환자의 간호요구에 대한 관찰, 자료수집, 간호판단 및 요양을 위한 간호
   나. 의사, 치과의사, 한의사의 지도하에 시행하는 진료의 보조
   다. 간호 요구자에 대한 교육·상담 및 건강증진을 위한 활동의 기획과 수행, 그 밖의 대통령령으로 정하는 보건활동
   라. 제80조에 따른 간호조무사가 수행하는 가목부터 다목까지의 업무보조에 대한 지도

시행령 제2조(간호사의 보건활동)
「의료법」에서 "대통령령으로 정하는 보건활동"이란 다음을 말한다.
1. 「농어촌 등 보건의료를 위한 특별조치법」에 따라 보건진료 전담공무원으로서 하는 보건활동
2. 「모자보건법」 제10조제1항에 따른 모자보건전문가가 행하는 모자보건 활동
3. 「결핵예방법」 제18조에 따른 보건활동
4. 그 밖의 법령에 따라 간호사의 보건활동으로 정한 업무

의료법 제8조(결격사유 등) - 출제빈도 ★★★

다의 어느 하나에 해당하는 자는 의료인이 될 수 없다. [개정 2023.5.19] [시행일 2023.11.20]
1. 「정신건강증진 및 정신질환자 복지서비스 지원에 관한 법률」 제3조제1호에 따른 정신질환자 다만, 전문의가 의료인으로서 적합하다고 인정하는 사람은 그러하지 아니하다.
2. 마약·대마·항정신성의약품 중독자
3. 피성년후견인·피한정후견인
4. 금고 이상의 실형을 선고받고 그 집행이 끝나거나 그 집행을 받지 아니하기로 확정된 후 5년이 지나지 아니한 자
5. 금고 이상의 형의 집행유예를 선고받고 그 유예기간이 지난 후 2년이 지나지 아니한 자
6. 금고 이상의 형의 선고유예를 받고 그 유예기간 중에 있는 자

MEMO

의료법 제21조(기록 열람 등) - 출제빈도 ★★★★★★★★

- 환자는 의료인, 의료기관의 장 및 의료기관 종사자에게 본인에 관한 기록 (추가기재·수정된 경우 추가기재·수정된 기록 및 추가기재·수정 전의 원본을 모두 포함한다.)의 전부 또는 일부에 대하여 열람 또는 그 사본의 발급 등 내용의 확인을 요청할 수 있다. 이 경우 의료인, 의료기관의 장 및 의료기관 종사자는 정당한 사유가 없으면 이를 거부하여서는 아니 된다.
- 의료인, 의료기관의 장 및 의료기관 종사자는 환자가 아닌 다른 사람에게 환자에 관한 기록을 열람하게 하거나 그 사본을 내주는 등 내용을 확인할 수 있게 하여서는 아니 된다.
- 제2항에도 불구하고 의료인, 의료기관의 장 및 의료기관 종사자는 다음에 해당하면 그 기록을 열람하게 하거나 그 사본을 교부하는 등 그 내용을 확인할 수 있게 하여야 한다. 다만, 의사·치과의사 또는 한의사가 환자의 진료를 위하여 불가피하다고 인정한 경우에는 그러하지 아니하다. [시행일 2021.6.30]

  1. 환자의 배우자, 직계 존속·비속, 형제·자매(환자의 배우자 및 직계 존속·비속, 배우자의 직계존속이 모두 없는 경우에 한정한다) 또는 배우자의 직계 존속이 환자 본인의 동의서와 친족관계임을 나타내는 증명서 등을 첨부하는 등 보건복지부령으로 정하는 요건을 갖추어 요청한 경우
  2. 환자가 지정하는 대리인이 환자 본인의 동의서와 대리권이 있음을 증명하는 서류를 첨부하는 등 보건복지부령으로 정하는 요건을 갖추어 요청한 경우
  3. 환자가 사망하거나 의식이 없는 등 환자의 동의를 받을 수 없어 환자의 배우자, 직계 존속·비속, 형제·자매(환자의 배우자 및 직계 존속·비속, 배우자의 직계존속이 모두 없는 경우에 한정한다) 또는 배우자의 직계 존속이 친족관계임을 나타내는 증명서 등을 첨부하는 등 보건복지부령으로 정하는 요건을 갖추어 요청한 경우

규칙 제14조(진료기록부 등의 기재 사항)
  1. 진료기록부
     가. 진료를 받은 사람의 주소·성명·연락처·주민등록번호 등 인적사항
     나. 주된 증상. 이 경우 의사가 필요하다고 인정하면 주된 증상과 관련한 병력(病歷)·가족력(家族歷)을 추가로 기록할 수 있다.
     다. 진단결과 또는 진단명
     라. 진료경과(외래환자는 재진환자로서 증상·상태, 치료내용이 변동되어 의사가 그 변동을 기록할 필요가 있다고 인정하는 환자만 해당한다)
     마. 치료 내용(주사·투약·처치 등)
     바. 진료 일시(日時)
  2. 간호기록부
     가. 간호를 받는 사람의 성명
     나. 체온·맥박·호흡·혈압에 관한 사항
     다. 투약에 관한 사항
     라. 섭취 및 배설물에 관한 사항
     마. 처치와 간호에 관한 사항
     바. 간호 일시(日時)

의료법 규칙 제20조(보수교육) - 출제빈도 ★★★★★

중앙회는 다음의 사항이 포함된 보수교육을 매년 실시하여야 한다.
 1. 직업윤리에 관한 사항
 2. 업무 전문성 향상 및 업무 개선에 관한 사항
 3. 의료 관계 법령의 준수에 관한 사항
 4. 선진 의료기술 등의 동향 및 추세 등에 관한 사항
 5. 그 밖에 보건복지부장관이 의료인의 자질 향상을 위하여 필요하다고 인정하는 사항

의료인은 제1항에 따른 보수교육을 연간 8시간 이상 이수하여야 한다.
보건복지부장관은 제1항에 따른 보수교육의 내용을 평가할 수 있다.
각 중앙회장은 제1항에 따른 보수교육을 다음의 기관으로 하여금 실시하게 할 수 있다.
 1. 의학·치의학·한의학·간호학 분야별 전문학회 및 전문단체
 2. 의과대학·치과대학·한의과대학·의학전문대학원·치의학전문대학원·한의학전문대학원·간호대학 및 그 부속병원
 3. 수련병원
 4. 「한국보건복지인력개발법」에 따른 한국보건복지인력개발원
 5. 다른 법률에 따른 보수교육 실시기관

- 보수교육 면제 대상자
 1. 전공의
 2. 의과대학·치과대학·한의과대학·간호대학의 대학원 재학생
 3. 영 제8조에 따라 면허증을 발급받은 신규 면허취득자
 4. 보건복지부장관이 보수교육을 받을 필요가 없다고 인정하는 사람
- 보수교육 유예 대상자
 1. 해당 연도에 6개월 이상 환자진료 업무에 종사하지 아니한 사람
 2. 보건복지부장관이 보수교육을 받기가 곤란하다고 인정하는 사람

MEMO

의료법 제65조(면허 취소와 재교부) - 출제빈도 ★★★

보건복지부장관은 의료인이 다음 각 호의 어느 하나에 해당할 경우에는 그 면허를 취소할 수 있다. 다만, 제1호의 경우에는 면허를 취소하여야 한다. [개정 2020.3.4, 2020.12.29] [시행일 2021.3.30]

1. 제8조(의료인의 결격사유에 해당하게 된 경우) 의 어느 하나에 해당하게 된 경우. 다만, 의료행위 중 「형법」 제268조의 죄를 범하여 제8조제4호부터 제6호까지의 어느 하나에 해당하게 된 경우에는 그러하지 아니하다.

    제268조 1항(업무상과실·중과실 치사상)
    ① 업무상과실 또는 중대한 과실로 사람을 사망이나 상해에 이르게 한 자는 5년 이하의 금고 또는 2천만원 이하의 벌금에 처한다.

2. 자격 정지 처분 기간 중에 의료행위를 하거나 3회 이상 자격 정지 처분을 받은 경우
3. 면허 조건을 이행하지 아니한 경우

    제11조제 1항
    ① 보건복지부장관은 보건의료 시책에 필요하다고 인정하면 제5조에서 제7조까지의 규정에 따른 면허(의사, 한의사, 치과의사, 조산사, 간호사)를 내줄 때 3년 이내의 기간을 정하여 특정 지역이나 특정 업무에 종사할 것을 면허의 조건으로 붙일 수 있다.

4. 면허증을 빌려준 경우
5. 삭제 [2016.12.20] → 태아성감별은 면허정지 변경(32주 이하만 해당)
6. 제4조제6항을 위반하여 사람의 생명 또는 신체에 중대한 위해를 발생하게 한 경우

    제4조 (의료인과 의료기관의 장의 의무)
    ⑥ 의료인은 일회용 의료기기(한 번 사용할 목적으로 제작되거나 한 번의 의료행위에서 한 환자에게 사용하여야 하는 의료기기로서 보건복지부령으로 정하는 의료기기를 말한다. 이하 같다)를 한 번 사용한 후 다시 사용하여서는 아니 된다. [신설 2016.5.29, 2020.3.4] [시행일 2020.9.5]

7. 제27조제5항을 위반하여 사람의 생명 또는 신체에 중대한 위해를 발생하게 할 우려가 있는 수술, 수혈, 전신마취를 의료인이 아닌 자에게 하게 하거나 의료인에게 면허 사항 외로 하게 한 경우

    제 27조 5항 (무면허 의료행위 등 금지)
    ⑤ 누구든지 의료인이 아닌 자에게 의료행위를 하게 하거나 의료인에게 면허 사항 외의 의료행위를 하게 하여서는 아니 된다. [신설 2019.4.23, 2020.12.29] [시행일 2021.3.30]

8. 거짓이나 그 밖의 부정한 방법으로 제5조부터 제7조까지에 따른 의료인 면허 발급 요건을 취득하거나 제9조에 따른 국가시험에 합격한 경우

보건복지부장관은 제1항에 따라 면허가 취소된 자라도 취소의 원인이 된 사유가 없어지거나 개전(改悛)의 정이 뚜렷하다고 인정되면 면허를 재교부할 수 있다.

감염병의 예방 및 관리에 관한 법률 제24조(필수예방접종) - 출제빈도 ★★★★★

- 특별자치도지사 또는 시장·군수·구청장은 다음의 질병에 대하여 관할 보건소를 통하여 필수예방접종을 실시하여야 한다.
  1. 디프테리아
  2. 폴리오
  3. 백일해
  4. 홍역
  5. 파상풍
  6. 결핵
  7. B형간염
  8. 유행성이하선염
  9. 풍진
  10. 수두
  11. 일본뇌염
  12. b형헤모필루스인플루엔자
  13. 폐렴구균
  14. 인플루엔자
  15. A형간염
  16. 사람유두종바이러스 감염증
  17. 그룹 A형 로타바이러스 감염증
  18. 그 밖에 질병관리청장이 감염병의 예방을 위하여 필요하다고 인정하여 지정하는 감염병
- 특별자치도지사 또는 시장·군수·구청장은 제1항에 따른 필수예방접종업무를 대통령령으로 정하는 바에 따라 관할구역 안에 있는 「의료법」에 따른 의료기관에 위탁할 수 있다.
- 특별자치도지사 또는 시장·군수·구청장은 필수예방접종 대상 아동 부모에게 보건복지부령으로 정하는 바에 따라 필수예방접종을 사전에 알려야 한다. 이 경우 「개인정보 보호법」 제24조에 따른 고유식별정보를 처리할 수 있다.

검역법 제2조(정의)- 출제빈도 ★★★★

이 법에서 사용하는 용어의 뜻은 다음과 같다.
1. "검역감염병"이란 다음에 해당하는 것을 말한다.
   - 가. 콜레라
   - 나. 페스트
   - 다. 황열
   - 라. 중증 급성호흡기 증후군(SARS)
   - 마. 동물인플루엔자 인체감염증
   - 바. 신종인플루엔자
   - 사. 중동 호흡기 증후군(MERS)
   - 아. 에볼라바이러스병
   - 자. 가목에서 아목까지 외의 감염병으로서 외국에서 발생하여 국내로 들어올 우려가 있거나 우리나라에서 발생하여 외국으로 번질 우려가 있어 질병관리청장이 긴급 검역조치가 필요하다고 인정하여 고시한 감염병

   규칙 제14조의3(검역감염병의 최대 잠복기간)
   1. 콜레라 : 5일
   2. 중증 급성호흡기 증후군(SARS) : 10일
   3. 페스트 : 6일
   4. 동물인플루엔자 인체감염증 : 10일
   5. 황열 : 6일
   6. 중동 호흡기 증후군(MERS) : 14일
   7. 에볼라바이러스병 : 21일
   8. 법 제2조 제1호바목 및 자목에 해당하는 검역감염병: 검역전문위원회에서 정하는 최대 잠복기간

2. "운송수단"이란 선박, 항공기, 열차 또는 자동차를 말한다. "운송수단의 장"이란 운송수단을 운행·조종하는 사람이나 운행·조종의 책임자 또는 운송수단의 소유자를 말한다.
3. "검역감염병 환자"란 검역감염병 병원체가 인체에 침입하여 증상을 나타내는 사람으로서 의사, 치과의사 또는 한의사의 진단 및 검사를 통하여 확인된 사람을 말한다.
4. "검역감염병 의사환자"란 검역감염병 병원체가 인체에 침입한 것으로 의심되나 검역감염병 환자로 확인되기 전 단계에 있는 사람을 말한다.
5. "검역감염병 접촉자"란 검역감염병 환자, 검역감염병 의사환자 및 병원체 보유자(이하 "검역감염병 환자 등"이라 한다)와 접촉하거나 접촉이 의심되는 사람을 말한다.

6. "감염병 매개체"란 공중보건에 위해한 감염성 병원체를 전파할 수 있는 설치류나 해충으로서 보건복지부령으로 정하는 것을 말한다.
7. "검역관리지역"이란 검역감염병이 유행하거나 유행할 우려가 있어 국내로 유입될 가능성이 있는 지역으로서 제5조에 따라 지정된 지역을 말한다.
8. "중점검역관리지역"이란 검역관리지역 중 유행하거나 유행할 우려가 있는 검역감염병이 치명적이고 감염력이 높아 집중적인 검역이 필요한 지역으로서 제5조에 따라 지정된 지역을 말한다.

후천성면역결핍증 예방법 제5조(의사 또는 의료기관 등의 신고) – 출제빈도 ★★★★★★

- 감염인을 진단하거나 감염인의 사체를 검안한 <u>의사 또는 의료기관</u>은 보건복지부령으로 정하는 바에 따라 <u>24시간 이내</u>에 진단·검안 사실을 관할 보건소장에게 신고하고, 감염인과 그 배우자(사실혼 관계에 있는 사람을 포함한다.) 및 성 접촉자에게 후천성면역결핍증의 전파 방지에 필요한 사항을 알리고 이를 준수하도록 지도하여야 한다. 이 경우 가능하면 감염인의 의사(意思)를 참고하여야 한다. [시행일 2020.1.1]
- <u>학술연구</u> 또는 제9조에 따른 <u>혈액 및 혈액제제에 대한 검사</u>에 의하여 감염인을 발견한 사람이나 해당 연구 또는 검사를 한 기관의 장은 보건복지부령으로 정하는 바에 따라 <u>24시간 이내에 질병관리청장에게 신고</u>하여야 한다. [개정 2020.8.11] [시행일 2020.9.12]
- 감염인이 사망한 경우 이를 처리한 의사 또는 의료기관은 보건복지부령으로 정하는 바에 따라 24시간 이내에 관할 보건소장에게 신고하여야 한다. [시행일 2020.1.1]
- 제1항 및 제3항에 따라 신고를 받은 보건소장은 특별자치시장·특별자치도지사·시장·군수 또는 구청장에게 이를 보고하여야 하고, 보고를 받은 특별자치시장·특별자치도지사는 질병관리청장에게, 시장·군수·구청장은 특별시장·광역시장 또는 도지사를 거쳐 질병관리청장에게 이를 보고하여야 한다.

규칙 제2조(의사 또는 의료기관 등의 신고)
- 「후천성면역결핍증 예방법」에 따라 감염인을 진단하거나 감염인의 사체를 검안한 의사 또는 의료기관은 진단 또는 검안한 때부터 24시간 이내에 다음의 사항을 별지 제1호서식에 따라 보건소장에게 신고해야 한다.
  1. 감염인에 대한 진단방법, 주요 증상 및 주요 감염경로
  2. 감염인에 대한 진단 및 초진연월일
  3. 검사물번호
  4. 감염인의 사망 및 검안연월일과 검안 내용(사체를 검안한 경우로 한정한다)
  5. 진단한 의사의 성명과 그가 종사하는 의료기관의 주소 및 명칭
- 법 제5조제2항에 따라 학술연구 또는 혈액 및 혈액제제에 대한 검사에 의하여 감염인을 발견한 자나 해당 연구 또는 검사를 실시한 기관의 장은 발견한 때부터 24시간 이내에 다음 각 호의 사항을 별지 제1호의2서식에 따라 질병관리청장에게 신고해야 한다. [개정 2020.9.11]
  1. 연구 또는 검사의 방법 및 연구 또는 검사연월일
  2. 연구 또는 검사자의 성명과 그가 종사하는 기관의 주소 및 명칭
- 법 제5조제3항에 따라 감염인이 사망한 경우 이를 처리한 의사 또는 의료기관은 처리한 때부터 24시간 이내에 다음 각 호의 사항을 별지 제1호서식에 따라 관할 보건소장에게 신고해야 한다.
  1. 사망자의 성명·주민등록번호 및 주소
  2. 사망연월일 및 사망 전의 주요증상
  3. 사망 전 감염인을 진단한 의료기관의 명칭 및 소재지와 진단한 의사의 성명

국민건강보험법 제5조(적용 대상 등) - 출제빈도 ★★★★★

국내에 거주하는 국민은 건강보험의 가입자 또는 피부양자가 된다.
- 건강보험 제외 대상자
  1. 「의료급여법」에 따라 의료급여를 받는 사람(수급권자)
  2. 의료보호를 받는 사람(유공자등 의료보호대상자)
     다만, 다음에 해당하는 사람은 가입자 또는 피부양자가 된다.
     가. 유공자등 의료보호대상자 중 건강보험의 적용을 보험자에게 신청한 사람
     나. 건강보험을 적용받고 있던 사람이 유공자등 의료보호대상자로 되었으나 건강보험의 적용배제신청을 보험자에게 하지 아니한 사람

피부양자 : 직장가입자에게 주로 생계를 의존하는 사람으로서 소득 및 재산이 보건복지부령으로 정하는 기준 이하에 해당하는 사람
- 피부양자의 종류
  1. 직장가입자의 배우자
  2. 직장가입자의 직계존속(배우자의 직계존속을 포함)
  3. 직장가입자의 직계비속(배우자의 직계비속을 포함)과 그 배우자
  4. 직장가입자의 형제·자매
  ※ 존속 : 자기보다 세대가 위에 있는 자, 비속 : 자기보다 세대가 아래에 있는 자

피부양자 자격의 인정 기준, 취득·상실시기 및 그 밖에 필요한 사항은 보건복지부령으로 정한다.

국민건강보험법 제8조(자격의 취득 시기 등) - 출제빈도 ★★★★★

가입자는 국내에 거주하게 된 날에 직장가입자 또는 지역가입자의 자격을 얻는다.
- 자격 취득 시기
  1. 수급권자이었던 사람은 그 대상자에서 제외된 날
  2. 직장가입자의 피부양자이었던 사람은 그 자격을 잃은 날
  3. 유공자등 의료보호대상자이었던 사람은 그 대상자에서 제외된 날
  4. 보험자에게 건강보험의 적용을 신청한 유공자등 의료보호대상자는 그 신청한 날

제1항에 따라 자격을 얻은 경우 그 직장가입자의 사용자 및 지역가입자의 세대주는 그 명세를 보건복지부령으로 정하는 바에 따라 자격을 취득한 날부터 14일 이내에 보험자에게 신고하여야 한다.

국민건강보험법 제10조(자격의 상실 시기 등) - 출제빈도 ★★★★★

- 가입자는 다음에 해당하게 된 날에 그 자격을 잃는다.
  1. 사망한 날의 다음 날
  2. 국적을 잃은 날의 다음 날
  3. 국내에 거주하지 아니하게 된 날의 다음 날
  4. 직장가입자의 피부양자가 된 날
  5. 수급권자가 된 날
  6. 건강보험을 적용받고 있던 사람이 유공자등 의료보호대상자가 되어 건강보험의 적용배제신청을 한 날
- 자격을 잃은 경우 직장가입자의 사용자와 지역가입자의 세대주는 그 명세를 보건복지부령으로 정하는 바에 따라 자격을 잃은 날부터 14일 이내에 보험자에게 신고하여야 한다.

지역보건법 제10조(보건소의 설치) - 출제빈도 ★★★★★★★★★★★★★★

- 지역주민의 건강을 증진하고 질병을 예방·관리하기 위하여 시·군·구에 1개소의 보건소(보건의료원을 포함한다.)를 설치한다. 다만, 시·군·구의 인구가 30만 명을 초과하는 등 지역주민의 보건의료를 위하여 특별히 필요하다고 인정되는 경우에는 대통령령으로 정하는 기준에 따라 해당 지방자치단체의 조례로 보건소를 추가로 설치할 수 있다. [개정 2021.8.17] [시행일 2022.8.18]
- 다만, 시·군·구의 인구가 30만 명을 초과하는 등 지역주민의 보건의료를 위하여 특별히 필요하다고 인정되는 경우에는 대통령령으로 정하는 기준에 따라 해당 지방자치단체의 조례로 보건소를 추가로 설치할 수 있다.
- 동일한 시·군·구에 2개 이상의 보건소가 설치되어 있는 경우 해당 지방자치단체의 조례로 정하는 바에 따라 업무를 총괄하는 보건소를 지정하여 운영할 수 있다.

시행령 제8조(보건소의 추가 설치)
- 다음의 어느 하나에 해당하는 경우에는 보건소를 추가로 설치할 수 있다. [개정 2022.8.9] [시행일 2022.8.18]
  1. 해당 시·군·구의 인구가 30만명을 초과하는 경우
  2. 해당 시·군·구의 「보건의료기본법」에 따른 보건의료기관 현황 등 보건의료 여건과 아동·여성·노인·장애인 등 보건의료 취약계층의 보건의료 수요 등을 고려하여 보건소를 추가로 설치할 필요가 있다고 인정되는 경우
- 보건소를 추가로 설치하려는 경우에는 해당 지방자치단체의 장은 보건복지부장관과 미리 협의해야 한다.

지역보건법 시행령 제13조(보건소장) - 출제빈도 ★

- 보건소에 보건소장 1명을 두되, 의사 면허가 있는 사람 중에서 보건소장을 임용한다.
  다만, 의사 면허가 있는 사람 중에서 임용하기 어려운 경우에는 치과의사, 한의사, 조산사, 간호사, 약사 또는 보건소에서 실제로 보건 등과 관련된 업무를 하는 공무원을 보건소장으로 임용할 수 있다.
- 보건등 직렬의 공무원을 보건소장으로 임용하려는 경우에 보건등 분야에서의 근무 경력이 1년 이상이면서 4급 공무원 이거나, 근무 경력이 3년 이상이면서 5급 또는 이에 상응하는 공무원을 임용한다.
- 보건소장은 시장·군수·구청장의 지휘·감독을 받아 보건소의 업무를 관장하고 소속 공무원을 지휘·감독하며, 관할 보건지소, 건강생활지원센터 및 보건진료소의 직원 및 업무에 대하여 지도·감독한다.

지역보건법 제23조(건강검진 등의 신고) - 출제빈도 ★★★

- 지역주민 다수를 대상으로 건강검진 또는 순회 진료 등 주민의 건강에 영향을 미치는 행위를 하려는 경우에는 보건복지부령으로 정하는 바에 따라 건강검진등을 하려는 지역을 관할하는 보건소장에게 신고하여야 한다.
- 의료기관이 의료기관 외의 장소에서 지역주민 다수를 대상으로 건강검진등을 하려는 경우에도 제1항에 따른 신고를 하여야 한다.
- 보건소장은 제1항 및 제2항에 따른 신고를 받은 경우에는 그 내용을 검토하여 이 법에 적합하면 신고를 수리하여야 한다. [신설 2019.1.15]

마약류 관리에 관한 법률 제40조(마약류중독자의 치료보호) - 출제빈도 ★★★★★

- 보건복지부장관 또는 시·도지사는 마약류 사용자의 마약류 중독 여부를 판별하거나 마약류 중독자로 판명된 사람을 치료보호하기 위하여 치료보호기관을 설치·운영하거나 지정할 수 있다.

- 보건복지부장관 또는 시·도지사는 마약류 사용자에 대하여 치료보호기관에서 마약류 중독 여부의 판별검사를 받게 하거나 마약류 중독자로 판명된 사람에 대하여 치료보호를 받게 할 수 있다. 이 경우 <u>판별검사 기간은 1개월</u> 이내로 하고, <u>치료보호 기간은 12개월</u> 이내로 한다.
- 보건복지부장관 또는 시·도지사는 제2항에 따른 판별검사 또는 치료보호를 하려면 <u>치료보호심사위원회</u>의 심의를 거쳐야 한다.
- 판별검사 및 치료보호에 관한 사항을 심의하기 위하여 보건복지부, 특별시, 광역시, 특별자치시, 도 및 특별자치도에 치료보호심사위원회를 둔다.
- 치료보호기관의 설치·운영 및 지정, 판별검사 및 치료보호, 치료보호심사위원회의 구성·운영·직무 등에 관하여 필요한 사항은 대통령령으로 정한다.

시행령 제13조 (마약 중독자에 대한 마약 사용)
- 치료 보호기관의 장이 중독자의 증상을 고려하여 특히 필요하다고 인정하는 경우로서 보건복지부령으로 정하는 바에 따라 보건복지부장관 또는 시·도지사의 허가를 받은 경우로 한정한다.

응급의료에 관한 법률 제8조(응급환자에 대한 우선 응급의료 등) – 출제빈도 ★★★★★

- 응급의료종사자는 응급환자에 대하여는 다른 환자보다 우선하여 상담·구조 및 응급처치를 하고 진료를 위하여 필요한 최선의 조치를 하여야 한다.
- 응급의료종사자는 <u>응급환자가 2명 이상</u>이면 의학적 판단에 따라 더 위급한 환자부터 응급의료를 실시 하여야 한다.

MEMO

위아너스 간호사 국가고시
적중&기출 한 권 합격

초판 1쇄 2023년 1월 2일
2판 1쇄 2023년 12월 12일
3판 1쇄 2024년 11월 08일

편저자 김명애
발행처 (주)IMRN
주 소 경기도 파주시 금릉역로 84, 청원센트럴타워 606호 (금촌동)

ISBN 979-11-93259-19-1